ÉTUDE SUR LE TRAITEMENT

DES

AFFECTIONS CALCULEUSES

CHEZ L'HOMME

PAR LA. LITHOTRITIE

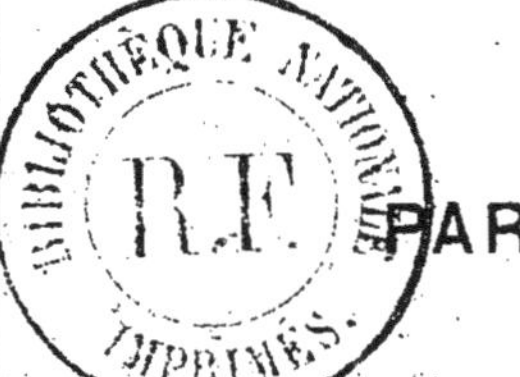

Par M. le Dr Léon HENRIET

ANCIEN INTERNE DES HOPITAUX
PROSECTEUR DES HOPITAUX
MEMBRE DE LA SOCIÉTÉ ANATOMIQUE

PARIS

V. ADRIEN DELAHAYE ET Cie, LIBRAIRES-ÉDITEURS

PLACE DE L'ÉCOLE DE MÉDECINE

1877

ÉTUDE SUR LE TRAITEMENT

DES

AFFECTIONS CALCULEUSES

PARIS. — IMP. VICTOR GOUPY, RUE DE RENNES, 71.

ÉTUDE SUR LE TRAITEMENT

DES

AFFECTIONS CALCULEUSES

CHEZ L'HOMME

PAR LA LITHOTRITIE

Par M. le Dr Léon HENRIET

ANCIEN INTERNE DES HOPITAUX
PROSECTEUR DES HOPITAUX
MEMBRE DE LA SOCIÉTÉ ANATOMIQUE

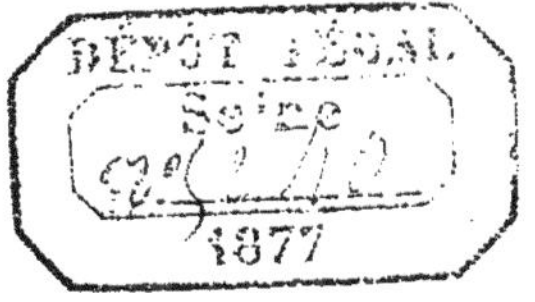

PARIS

V. ADRIEN DELAHAYE ET Cᵈ, LIBRAIRES-ÉDITEURS

PLACE DE L'ÉCOLE DE MÉDECINE

—

1877

ÉTUDE

SUR

LE TRAITEMENT

DES AFFECTIONS CALCULEUSES

CHEZ L'HOMME

PAR LA LITHOTRITIE

INTRODUCTION

Les affections des voies urinaires occupent dans la chirurgie contemporaine une place importante et méritée. Il n'en fut pas toujours ainsi, et longtemps elles restèrent reléguées parmi les spécialités. Les chirurgiens de notre époque ont mieux compris les droits et les devoirs de leur art. Ils ont eu le mérite de revendiquer, comme leur appartenant au même titre que le reste, tous ces domaines où les spécialistes avaient seuls accès ; et ce fut certainement une heureuse et féconde initiative que cette création, par l'Ecole contemporaine, de chaires et de cliniques complémentaires, où ces affections si intéressantes reçoivent maintenant un enseignement classique et régulier.

Le traitement des maladies calculeuses de la vessie, et en particulier l'opération de la lithotritie ont largement bénéficié de cette impulsion nouvelle.

Il est remarquable que ce fut un spécialiste qui fit surtout sortir la lithotritie de l'ornière de la spécialité. On peut affirmer que Civiale contribua le plus à faire entrer cette opération dans nos mœurs chirurgicales. Quelques critiques qu'il ait pu mériter, il ne lui restera pas moins la gloire d'avoir été un grand et persévérant vulgarisateur. S'il n'a pas créé la lithotritie, on peut dire du moins qu'il en a été l'apôtre.

L'enseignement des spécialistes est devenu véritablement classique en devenant officiel. Cette consécration a depuis longtemps déjà porté ses fruits, pour ce qui concerne les maladies des voies urinaires. Le livre remarquable publié par Voillemier a fourni un des guides les plus précieux pour leur étude. L'enseignement actuel de l'hôpital Necker a produit également une série de travaux (1), auxquels, nous voudrions, pour notre part, ajouter un nouveau chapitre.

Le sens de notre étude doit être bien défini.

Nous n'avons pas voulu exposer complétement tout ce qui se rapporte à la lithotritie. Ce sujet serait trop vaste pour être renfermé dans les limites d'un travail inaugural. Notre intention a été d'exposer simplement ce qu'il nous a été donné d'observer et de suivre au jour le jour dans un hôpital d'enseignement.

Une année d'internat dans le service des voies urinaires nous a mis à même d'étudier la méthode et ses applica-

1) Reverdier : *Étude sur l'uréthrotomie interne.* 1871.
Malherbe : *De la fièvre dans les maladies des voies urinaires.* 1871.
Curtis : *Traitement du rétrécissement de l'urèthre par la dilatation progressive.* 1872.
Ed. Martin : *Étude clinique sur le traitement de quelques complication des rétrécissements de l'urèthre.* 1875.
Zambianchi : *Contributions à l'étude de l'hypertrophie de la prostate.* 1875.
Henriet : *Emploi des sondes à demeure dans la rétention d'urine chez les vieillards.* 1875.
Martinet : *Étude clinique de l'uréthrotomie interne.* 1876.
Tapret : *Étude sur les troubles de la miction symptomatique de la tuberculisation des organes génito-urinaires.* 1876.

tions. Guidé par un maitre qui a pour principe de mettre, sans compter, au service de ses élèves son expérience et ses conseils, nous avons rassemblé les observations, examiné les faits, et ce sont les résultats de ce travail que nous venons mettre au jour.

Il ne faut donc s'attendre à trouver dans cette étude ni recherches biographiques, ni aperçus historiques, ni tous ces accessoires que comporte une œuvre didactique. Notre travail n'est qu'un résumé d'observations recueillies pendant une période déterminée; il ne contient que ce qu'elles contiennent; et dans les commentaires et les conclusions obligées, ces observations ont été notre seul guide.

Aux faits recueillis dans la pratique hospitalière de M. Guyon, nous aurions pu joindre ceux de sa pratique civile. Notre statistique y eût largement gagné comme nombre et comme résultats. Mais il nous a semblé plus logique de nous en tenir aux renseignements recueillis dans le milieu où nous avons étudié. D'ailleurs notre réserve était d'autant plus indiquée que l'enseignement hospitalier est le seul véritablement classique, à cause de l'uniformité du milieu chirurgical et de la facilité du contrôle. Quant au fond même de la question, il est de toute évidence que la valeur de la lithotritie, établie sur de telles données, ne risquera pas d'être exagérée, et que les résultats ainsi acquis resteront à l'abri de toute contestation.

Nous avons divisé notre travail en trois parties bien distinctes : dans la première, nous étudions en lui-même le traitement par la lithotritie, avec son entourage, c'est-à-dire avec les circonstances qui le précèdent, l'accompagnent et le suivent. Cette partie technique comprend donc l'exposé des soins préliminaires, du manuel opératoire, des complications et des accidents.

La deuxième partie est consacrée à l'étude des résultats : elle comprend l'exposé statistique de la lithotritie à l'hôpital Necker.

Enfin, dans une troisième partie, nous avons cherché l'interprétation des faits, de façon à établir la valeur absolue et relative de la méthode, avec ses indications et ses dangers, ses avantages et ses imperfections.

Dans le courant du sujet, les plus importantes de nos observations ont été exposées avec les détails et les appréciations qu'elles comportaient. Mais il nous a paru indispensable de résumer, à la fin même du travail, à titre de pièces justificatives, toute la pratique hospitalière qui lui a servi de base. On trouvera donc à cette place le résumé succinct de tous les faits de lithotritie recueillis dans le service des voies urinaires, depuis 1869 jusqu'en 1876.

PREMIÈRE PARTIE

OPÉRATION DE LA LITHOTRITIE

CHAPITRE PREMIER

[DÉFINITION DE LA LITHOTRITIE

Le terme « lithotritie » signifie textuellement, *broie-ment de pierre*. On peut détruire mécaniquement un calcul dans la vessie par plusieurs voies, qu'il importe de bien distinguer. L'instrument de broiement peut être conduit par l'urèthre, sans le secours de l'instrument tranchant ; il peut pénétrer par une voie artificielle, créée par une opération sanglante. C'est ainsi que dans les différents procédés de taille il arrive souvent que le calcul, trop volumineux pour être amené au dehors par la plaie, est soumis au broiement puis extrait par fragments plus faciles à dégager. Il en est encore de même dans un procédé nouveau, désigné sous le nom de *lithotritie péri-néale*. Dans ce procédé, qui consiste à pénétrer plus directement dans les parties supérieures de l'urèthre, sans avoir besoin de suivre les courbures du canal, le chirurgien, par une incision périnéale, arrive au voisinage du col, le dilate, et par cette voie, moitié naturelle et moitié artificielle, pénètre dans la vessie, broie le calcul, et l'extrait immédiatement. Tous ces procédés présentent donc ce double caractère de nécessiter une opération sanglante, et de permettre l'extraction immédiate du calcul. Il n'en est plus de même de l'opération qu'on désigne habituellement sous le nom de *lithotritie*. Comme les autres méthodes, elle a pour but la destruction mécanique du calcul; mais elle en diffère essentiellement par ces deux conditions, qu'elle n'a pas besoin du bistouri, et qu'elle ne débarrasse pas la vessie d'un seul coup, par l'extraction immédiate des fragments. L'usage a fait loi, dans la définition; et l'on désigne sous le nom de *lithotritie* une opération destinée à briser et pulvériser la pierre dans la vessie, et à éliminer son résidu, à travers le canal de l'urèthre.

C'est pourquoi le terme *lithotritie périnéale*, appliqué à l'une des méthodes rivales, s'il est exact dans le sens étymologique, risque d'établir une certaine confusion. Il n'y a pas la moindre ressemblance entre la lithotritie ordinaire et la périnéale. Elles se distinguent essentiellement l'une de l'autre par leur instrumentation, par leur manuel opératoire, par les avantages et les dangers, par le but et les indications. La lithotritie périnéale est bien plus une taille modifiée qu'une modification de la lithotritie, bien que son nom semble indiquer le contraire.

Nous n'étudierons que la vraie lithotritie, c'est-à-dire cette méthode véritablement conservatrice qui a pour but de débarrasser mécaniquement, par les voies naturelles, la vessie calculeuse.

Instrumentation. — Avant de décrire l'opération elle-même, il importe de bien connaître les armes employées. Cependant nous ne décrirons pas les instruments de lithotritie, cette description étant suffisamment faite dans tous les ouvrages classiques et dans une foule de travaux originaux. Nous n'insisterons ici que sur certains détails relatifs au choix du lithotriteur.

M. Guyon se sert habituellement du lithotriteur à poignée cylindrique de Thompson, et à bascule de Robert et Collin. La poignée cylindrique a l'immense avantage de permettre un maniement facile; elle est bien en main; elle peut être tenue avec fermeté et fixité, et sert en outre de résonnateur. La bascule de Robert et Collin, adaptée à cet instrument, ajoute encore à sa commodité. Pour la lever ou l'abaisser, c'est-à-dire pour fixer ou mobiliser les branches, il suffit en effet d'un doigt; et le pouce gauche par exemple, pendant que le reste de la main embrasse et fixe la poignée, peut facilement exécuter cette manœuvre.

Les mors doivent être en général assez courts, afin de pouvoir être manœuvrés dans une vessie même petite, sans difficulté et sans périls. Quelquefois pourtant, comme nous le verrons plus loin, il peut être avantageux de prendre un lithotriteur à mors plus longs.

Les lithotriteurs, au point de vue de la forme des mors peuvent être divisés, comme le dit Thompson, en deux grandes classes : les lithotriteurs à mors fenêtrés, et les lithotriteurs à mors pleins.

Thompson a très-bien exposé leurs indications différentes. La lithotritie n'a pas seulement pour but de mettre la pierre en morceaux, mais de la pulvériser assez pour lui permettre d'être expulsée spontanément par les voies naturelles. Le lithotriteur fenêtré présente des dents plus ou moins puissantes, qui rapprochées par la fermeture des mors, saisissent le calcul comme dans une mâchoire solide, et le mettent en morceaux. Mais les saillies anguleuses de la surface, percée à jour, peuvent être un inconvénient pour la muqueuse vésicale; aussi ces lithotriteurs sont-ils moins inoffensifs que ceux de la seconde classe. D'ailleurs ils ne conviennent que pour des pierres dures et d'un certain volume; plus molles, elles n'ont pas besoin de mors si puissants; trop petites, elles passent entre les dents et échappent à leur action.

Les lithotriteurs à mors pleins sont des instruments

moins puissants, mais plus sûrs. Ils suffisent d'ailleurs dans le plus grand nombre des cas, même dès le début du traitement, et deviennent toujours nécessaires pour sa continuation et sa terminaison. Ils sont capables de faire des fragments, même avec des pierres assez dures; mais servent surtout à réduire les débris encore trop volumineux pour franchir l'urèthre sans danger. On leur a reproché de s'engorger plus facilement que les autres; mais nous verrons qu'il est facile d'obvier à cet inconvénient par certaines précautions.

Nous ne dirons qu'un mot des instruments à pignon et à percussion. Comme ils n'ont pas joué de rôle dans nos observations, leur description est inutile dans notre travail, tel que nous l'avons conçu. Les premiers sont employés journellement par certains praticiens. Les seconds ne trouvent aujourd'hui leur application que dans des circonstances tout à fait exceptionnelles. Les instruments à pignon offrent l'avantage de la force, mais il nous est permis de dire que les instruments à pression, dont le maniement est plus simple, suffisent pour remplir, dans les meilleures conditions, toutes les indications de la pratique la plus variée. C'est à eux que nous avons vu exclusivement avoir recours à l'hôpital Necker; et c'est également avec leur aide que Civiale, au moins dans les derniers temps de sa pratique, et que Thompson ont exécuté l'immense majorité de leurs opérations.

Il y a trois numéros de lithotriteurs, répondant à trois calibres différents. Le plus gros, qui est le n° 3, est nécessairement le plus fort : il répond à des indications tout à fait exceptionnelles. Le n° 2 est le plus fréquemment employé.

Nous n'insisterons pas plus longtemps sur tous ces détails, malgré leur réelle importance. Mais nous ne saurions trop recommander, comme préparation à la lithotritie, de s'habituer à bien connaître le mécanisme de l'instrument, de s'exercer aux manœuvres, en un mot de se mettre tout à fait en main l'arme dont on doit se servir,

/ CHAPITRE II

Traitement préparatoire.

Le traitement de l'affection calculeuse par la lithotritie comprend deux phases bien distinctes : un traitement préliminaire, et l'opération proprement dite. Nous étudierons successivement ces deux parties.

On ne saurait trop insister sur l'importance du traitement préliminaire. Sans doute cette importance a des degrés ; et il est des calculeux chez lesquels les manœuvres effectives pourraient être immédiatement exécutées. Mais ces cas doivent être regardés comme l'exception, et tous les chirurgiens qui se sont occupés de la lithotritie s'accordent à reconnaître qu'il faut, en règle générale, préparer soigneusement le malade avant d'entreprendre l'opération. C'est pendant cette première période que l'on peut fructueusement prévoir les accidents, prévenir leur apparition, et organiser la victoire. Il peut même arriver que, pendant ces soins préliminaires, le chirurgien modifie le plan primitivement conçu ; et qu'ayant commencé dans la prévision d'une lithotritie, il se détermine à pratiquer la taille ou à refuser son intervention. En effet, cette première partie du traitement n'est pas seulement un travail préparateur, c'est aussi un complément d'exploration. A mesure qu'il prépare le terrain où il va combattre, le chirurgien reconnaît les obstacles, acquiert de nouvelles données ; et des détails importants, qui avaient pu échapper aux premières recherches, lui apparaissent souvent dans cette série de petits combats d'avant-garde. Aussi, dans bien des cas, et cela doit être une règle dans les cas les plus graves, tant que ce traitement préparateur n'a pas été accompli, la détermination du procédé ne doit être que provisoire; ce n'est qu'après ce travail préliminaire qu'elle deviendra définitive, et que les manœuvres effectives pourront être résolûment entreprises.

Dans cette première période, les parts du médecin et du chirurgien sont presque égales : le médecin s'occupe de l'état général, prépare l'organisme aux secousses de l'opération, combat les fièvres à manifestation facile, choisit et décide le moment favorable pour l'intervention définitive. En même temps, le chirurgien accomplit son rôle, et, par une action plus localisée, s'occupe directement des organes que les manœuvres devront intéresser. Nous nous arrêterons plus spécialement sur cette partie chirurgicale de la préparation. Les deux organes sur lesquels les soins préliminaires doivent être spécialement dirigés, sont l'urèthre et la vessie ; car les manœuvres vont les intéresser directement ; et leur intégrité, ou tout au moins la connaissance et la diminution des obstacles possibles, doivent être acquises avant toute entreprise définitive.

L'urèthre peut présenter deux sortes d'obstacles ; il peut être le siége de lésions définies, d'où résulteront des difficultés matérielles ; il peut, sans altérations réelles de ses parties, présenter une irritabilité excessive qui rendrait la lithotritie non-seulement douteuse dans son exécution, mais périlleuse dans son entreprise. Les soins préventifs, dans ces deux cas, peuvent avoir la plus grande influence.

Ils ont pour but de rendre relativement facile l'introduction répétée d'instruments d'un certain calibre. Pour

arriver à ce résultat, il est très-utile, dans beaucoup de
cas, de faire ce qu'on appelle la « préparation du canal. »
Alors même que le calibre paraît primitivement à peu
près suffisant, il est bon d'habituer la muqueuse au passage des instruments lithotriteurs, par l'introduction de
bougies [en gomme élastique graduées, comme pour la
dilatation progressive. Il suffit de passer une bougie tous
les jours ou même tous les deux jours, et de la retirer
immédiatement, ou de la laisser en place quelques minutes au plus. On commence par des numéros relativement faibles, pour monter progressivement, de manière
à augmenter peu à peu l'extensibilité du canal. En même
temps, sa sensibilité s'émousse, ses réactions spasmodi-
ques s'apaisent ; et dans bien des cas où ces manœuvres
préliminaires étaient relativement gênées dans les premiers temps par une contracture assez intense, et même
déterminaient quelque mouvement fébrile, leur renou-
vellement modéré et progressif a réussi à désarmer suffisamment ces urèthres irritables pour permettre des séances de lithotritie relativement laborieuses. Quelquefois,
surtout chez les vieillards, chez les individus à canal
plutôt dur que rétréci, et à prostate volumineuse, on
se trouve bien de l'emploi des cathéters d'étain. Les
mêmes soins préliminaires, qui peuvent rendre quelques
services alors même qu'il n'y a pas de rétrécissement organique, trouveront à plus forte raison leur indication
quand il y a des coarctations véritables. Leur durée est
alors plus longue, mais leur efficacité est généralement
suffisante. Enfin, dans quelques cas, l'uréthrotomie interne peut trouver son application. Nous avons cité dans
nos observations l'exemple de Luard, chez qui l'uréthrotomie interne, pratiquée après des tentatives infructueuses de dilatation, permit, un mois après, d'entreprendre
et de mener à bonne fin dix séances de lithotritie.

Une des difficultés les plus fréquentes que présente
l'urèthre résulte de l'étroitesse du méat. En général, il
ne faut pas attendre les manœuvres de la lithotritie pour

se décider à remédier à cette coarctation. Il est préférable, dès qu'elle a été constatée, de pratiquer à ce niveau une incision libératrice, à l'aide de l'uréthrotome de Leroy d'Étiolles construit à cet effet. Cette petite opération n'est ni douloureuse, ni susceptible de retarder l'application de la lithotritie : au bout de trois ou quatre jours au plus, souvent le lendemain, au besoin même immédiatement après, il est possible de pratiquer une première séance.

La préparation chirurgicale de la vessie doit être faite en même temps que celle de l'urèthre, ou immédiatement après, selon les circonstances. Les lésions uréthrales, dans l'affection calculeuse, ne sont le plus souvent que des coïncidences ; les lésions vésicales sont au contraire directement reliées au calcul ; aussi leur existence est à peu près constante, à des degrés divers.

Les manœuvres de lithotritie doivent donc, dans beaucoup de cas, être précédées du traitement de la cystite. Dans ce but, il est recommandé de tenir le malade au repos, car les mouvements, en promenant le calcul dans la vessie, exaspèrent son irritation et excitent les hématuries. Si la cystite est à l'état aigu, ce traitement préliminaire doit être énergiquement conduit ; c'est alors que les injections médicamenteuses trouveront un emploi souvent favorable pour calmer les douleurs, modifier la surface muqueuse et laver l'intérieur de la vessie.

Nous n'insistons pas plus longtemps sur les détails de ce traitement, dont l'étude est ici accessoire ; nous dirons seulement quelques mots sur l'emploi des injections dans la préparation à l'opération de la lithotritie. Elles peuvent avoir une double indication : la première qui est de laver le réservoir et de le débarrasser des dépôts qui tendent à s'accumuler dans son bas-fond ; cette indication est surtout fréquente chez les vieux calculeux, dont la vessie se vide mal et présente dans son intérieur des parois épaisses et des loges profondes. La seconde indication est d'habituer peu à peu le réservoir à un certain degré de tolérance : cette précaution est surtout utile chez les individus à vessie contractile et irritable, qui sont tourmentés par un ténesme continuel, témoignage d'une irritabilité extrême, plus peut-être que d'une cystite intense. Chez ces malades, où l'apaisement de ce symptôme paraît si nécessaire, une amélioration, même relative, est souvent bien difficile à obtenir.

Les injections opiacées ou belladonées ont été souvent recommandées ; mais il nous a semblé, par l'examen de quelques-unes de nos observations appartenant surtout aux premières années, qu'elles donnaient peu de résultats et restaient le plus souvent impuissantes. Dans ces derniers cas pourtant, malgré cet éréthisme violent, les manœuvres de lithotritie furent commencées avec les plus grands ménagements, et purent être menées à bonne fin. En effet, c'est le calcul qui est l'agent irritant ; c'est lui qui, par sa présence, met en jeu cette susceptibilité extrême : aussi, tant qu'il reste inattaqué, les symptômes ne subissent aucune modification ; et, chose remarquable, dès les premières séances, dès les premières fragmentations, alors même que la plus grande partie du calcul est encore dans la vessie à l'état de débris, l'irritabilité vésicale s'apaise et réagit de moins en moins contre les manœuvres ultérieures.

Dans quelques cas plus rares, les injections pourront avoir un troisième avantage, celui de déplacer un calcul d'une position défavorable, comme lorsqu'il est logé dans une anfractuosité, ou qu'il est enclavé au-dessus du col. D'ailleurs, dans la pratique de ces injections, il importe toujours de suivre les règles qu'elles comportent d'ordinaire, mais avec une rigueur plus grande que jamais. On commence par introduire dans la vessie une sonde molle, de forme et de grosseur convenables ; on laisse s'écouler une certaine quantité d'urine ; puis, quand on croit reconnaître que cet écoulement approche de sa fin, avant que la vessie ne soit complétement à sec et ne contienne plus que le calcul, avec des dépôts plus ou moins épais, on pousse doucement quelques cuillerées d'eau tiède avec une seringue graduée, bien amorcée et munie d'un embout à large ouverture. On laisse ensuite s'écouler une partie de ce liquide introduit, avec les dépôts qu'il entraîne ; on recommence ainsi plusieurs fois de suite, selon les cas, diluant ainsi de plus en plus les impuretés du bas-fond vésical ; et enfin, quand on a reconnu que la vessie est suffisamment lavée, on retire la sonde, en ayant soin de laisser dans le réservoir assez de liquide pour prévenir le rapprochement des parois qui viendraient se contracter douloureusement sur la masse calculeuse. Généralement, on se sert d'eau tiède pour ces injections ; on peut dans quelques cas employer avec avantage de l'eau contenant du goudron, ou d'autres principes susceptibles de modifier l'atmosphère vésicale. Il ne s'agit pas ici, d'ailleurs, des injections véritablement médicamenteuses auxquelles nous faisions allusion tout à l'heure, et dont l'indication et l'exécution présentent certaines différences

La durée de cette préparation sera naturellement variable selon les circonstances. Elle pourra être de plusieurs semaines, s'il s'agit de guérir ou d'apaiser une inflammation intense ; quelques jours de soins préliminaires suffiront, si le sujet présente des conditions générales et locales avantageuses. Dans certains cas même, i est sans doute permis d'entreprendre, pour ainsi dire d'emblée, les manœuvres définitives. Il faut savoir profiter de ces circonstances heureuses ; mais il est surtout important de se bien persuader qu'elles sont relativement exceptionnelles. Mieux vaut perdre quelques jours dans une temporisation inutile, que de s'aventurer dans une entreprise incomplétement réglée.

Enfin, le travail préliminaire a été accompli ; il a confirmé le diagnostic et éclairci les points douteux ; le malade et ses organes urinaires ont été placés dans les conditions les meilleures ou tout au moins les moins défavorables ; le chirurgien va dès lors s'engager dans l'opération véritable. C'est alors qu'il fixe le moment de la première séance.

CHAPITRE III

DESCRIPTION D'UNE SÉANCE DE LITHOTRITIE

L'opération de la lithotritie, que nous allons maintenant décrire, doit être elle-même subdivisée. On sait
qu'elle se compose le plus souvent d'une série d'opérations partielles, constituant chacune ce qu'on appelle
une séance.

Il est une remarque à faire avant d'entreprendre notre description. On pourrait croire que toutes les séances se ressemblent, et qu'il suffit de connaître l'une
d'elles pour les connaître toutes. Il n'en est rien; et à ce
point de vue, il importe de bien distinguer un début, un
milieu et une fin. Les indications et le but, et par conséquent les manœuvres et même les armes, sont différentes,
selon qu'on examine la première ou la dernière séance, ou
l'une des intermédiaires. Sans doute, toutes se ressemblent par certaines règles générales, que nous allons exposer tout à l'heure, mais, différant dans leur but, elles
diffèrent dans certaines parties de leur exécution.

Aussi nous décrirons d'abord une séance en général,

avec les règles essentielles qu'elle comporte. Puis nous étudierons quelles modifications il convient d'apporter au début, au milieu, et à la fin de l'opération.

Chaque séance présente en elle-même trois parties bien distinctes : des actes préliminaires, qui doivent précéder l'introduction du lithotriteur, le corps de l'action, constitué par les manœuvres mêmes de lithotritie et les actes consécutifs, destinés à compléter l'action elle-même, et à enchaîner une séance aux suivantes.

1° SOINS NÉCESSAIRES AVANT LA SÉANCE

Les actes préliminaires sont, à chaque séance, ce que le traitement préliminaire est à l'opération tout entière. Comme ce traitement prépare le succès de l'intervention, ces actes préparent le succès de chacun des combats partiels.

On peut les diviser en médiats et immédiats. Les premiers comprennent certaines précautions, d'une importance variable : c'est ainsi qu'il convient le plus souvent, la veille de chaque séance, de retenir le malade dans un repos au moins relatif, et le matin même de lui maintenir la liberté du ventre par un lavement émollient. Quand ce lavement a été rendu, un second lavement, laudanisé, trouvera souvent son indication à cause de l'influence directe qu'il exercera sur les voies urinaires. On choisit généralement le matin pour pratiquer une séance : le malade est alors dans des conditions de repos et de calme favorables ; en outre, il est ainsi plus facile de le tenir à jeun, ce qui est d'ordinaire plus avantageux. Il peut être utile, dans certains cas, de lui administrer, quatre ou cinq heures avant la séance, quelques décigrammes de sulfate de quinine, surtout s'il a présenté de la tendance aux manifestations fébriles.

Quelques praticiens font baigner le malade à ce moment de la préparation. Il est peut-être des cas où les bains sont utiles pour combattre l'inflammation vésicale, mais, pour ce qui concerne la préparation de la séance, ils ont plutôt des inconvénients. Pour toutes les opérations de cathétérisme, il est remarquable que l'urèthre, à la suite des bains, est plus contractile, plus serré que d'habitude. Nous avons souvent observé ce fait en particulier chez les malades soumis au traitement des rétrécissements par la dilatation progressive.

Enfin le moment de la séance étant arrivé, l'opérateur procède à l'exécution des actes préliminaires immédiats. Ils consistent à placer le malade et ses organes urinaires dans les conditions les plus favorables aux manœuvres.

Autrefois, on faisait prendre au patient une position analogue à celle qui est de règle pour la lithotomie. Heurteloup avait même imaginé un lit spécial, ingénieusement combiné, en vue de faire varier, selon le gré du chirurgien, la position et le degré d'élévation du siége. Tout cela pouvait être nécessaire au temps où l'enclume et le marteau faisaient partie de l'arsenal de la lithotritie. Mais actuellement tous ces moyens appartiennent à l'histoire, et la mise en position du malade est bien moins compliquée. Il suffit qu'il soit placé sur un lit d'une hauteur convenable, ni trop haut, ni trop bas, pour que le chirurgien puisse opérer debout, légèrement courbé, et sans fatigue; ce lit doit être suffisamment dur pour que le corps du patient reste sur un même plan. Le malade est couché sur le dos, bien horizontal, la tête à peu près sur la ligne du tronc, ou soutenue par un oreiller peu épais. On glisse sous le siége un coussin carré, un peu plus haut en avant qu'en arrière, de façon que la direction du siége soit légèrement inclinée dans ce sens; l'extrémité du coussin doit arriver sur la ligne du périnée : plus en arrière, il soutiendrait imparfaitement le siége; plus en avant, il prendrait entre les cuisses une place nécessaire et pourrait gêner les manœuvres. Les membres inférieurs sont très-légèrement fléchis dans leurs articulations, les cuisses dans une abduction modé-rée, les genoux regardant en dehors, les pieds se touchant par le talon, de manière à soutenir ainsi, par un appui mutuel, les jambes portant à faux. Dans cette position, le patient pourra facilement, et sans fatigue, rester immobile, ce qui est d'une grande importance. Il convient enfin qu'il soit approché du bord droit du lit, assez près pour être à la portée de l'opérateur. Une dernière précaution doit être encore signalée : il faut prescrire aux assistants de ne pas peser sur les côtés du lit, car la position primitive et l'équilibre du patient peuvent être ainsi modifiés d'une façon nuisible pour la sûreté des manœuvres. Pendant que celles-ci s'exécuteront, il est nécessaire de recommander au patient de ne faire aucun effort, de respirer librement, pour que la tension du ventre ne vienne pas comprimer la vessie et son contenu, et opposer aux manœuvres une résistance malencontreuse.

Lorsque toutes ces précautions et tous ces préparatifs ont été exécutés, l'opérateur procède à l'injection préalable.

Une dernière question se présente à l'étude : Quelle est, dans la pratique de la lithotritie, la valeur de l'anesthésie chirurgicale ? La plupart des auteurs la rejettent d'une façon à peu près absolue.

On a dit que la sensibilité du malade pouvait fournir des renseignements précieux : mais cette sensibilité ne doit pas être mise en jeu ; le malade ne doit pas souffrir, et c'est pour cela, qu'à ce point de vue, l'anesthésie est inutile, et, par conséquent, contre-indiquée.

Cependant, à toute règle, il y a des exceptions. Lorsque l'introduction du lithotriteur est particulièrement pénible ; que l'urèthre, très-irritable, réagit par un spasme violent, surtout lorsque le patient, indiscipliné ou peu intelligent, ne sait pas rester immobile, et risque, par son agitation, de compromettre les manœuvres, alors il est certainement indiqué de recourir à l'anesthésie, car la lithotritie est une de ces opérations qu'on ne doit exécuter qu'au milieu du calme le plus absolu, en dehors de toute violence et de toute contrainte. Lorsque l'anesthésie a été décidée, il convient de la pousser jusqu'à la résolution complète et de l'y maintenir. C'est d'ailleurs la règle dans toute pratique de l'anesthésie chirurgicale : c'est ainsi qu'elle offre le moins de danger, et que, pour la lithotritie en particulier, elle peut être réellement utile.

La pratique de l'injection, au commencement d'une séance de lithotritie, doit être étudiée avec un soin tout particulier. Dans les premiers temps de la lithotritie, cette précaution paraissait tellement indispensable, que pas un chirurgien ne se fût risqué à introduire l'instrument dans la vessie, avant de l'avoir remplie d'une certaine quantité de liquide. Quand le réservoir urinaire ne pouvait garder près de 200 grammes d'eau tiède, on préférait renoncer à l'opération : l'intolérance vésicale était regardée comme une contre-indication formelle. Pour apprécier en toute justice cette opinion des anciens chirurgiens, il faut se reporter à leur époque, et considérer combien leur instrumentation était défectueuse. Le broiement d'une pierre était alors un acte violent, qui nécessitait des manœuvres véritablement brutales; la vessie était exposée à des traumatismes graves; et la présence d'une certaine quantité de liquide dans le réservoir était évidemment nécessaire pour amortir le contre-coup des percussions exercées du dehors.

Les chirurgiens pensaient en outre que les recherches étaient plus faciles dans une vessie dilatée par le liquide; mais cette seconde raison, comme nous le verrons tout à l'heure, était loin d'avoir l'importance de la première.

A mesure que les instruments et que le manuel opératoire furent perfectionnés, la pratique de l'injection préalable devint moins indispensable; on apprit à s'en passer, et à ne plus regarder comme une contre-indication aussi formelle l'intolérance vésicale. Bien plus, dans ces derniers temps, par une exagération contraire, certains chirurgiens prétendirent que loin de rendre des services, cette pratique n'avait que des inconvénients, et qu'il valait mieux l'abandonner complétement. Selon eux, la présence du liquide injecté et surtout le fait même de l'injection, en excitant la sensibilité vésicale, détermineraient des envies de miction, gênantes pour les manœuvres futures. En outre, cette pratique aurait l'inconvénient de nécessiter un premier cathétérisme, et par conséquent de compliquer et d'allonger une opération dont une des conditions les plus favorables est d'être rapidement exécutée. Enfin, la présence dans la vessie d'un liquide artificiellement introduit n'aurait aucun avantage : si la quantité est trop considérable, les recherches pourraient être moins faciles, et le réservoir contiendrait toujours une quantité d'urine suffisante pour des manœuvres bien conduites.

Ces objections méritent d'être sérieusement discutées, car si elles sont exagérées sur certains points, elles n'en ont pas moins quelque chose de vrai. Il est bien certain en effet que la présence dans la vessie d'un liquide injecté n'est nullement indispensable ; il est encore plus certain qu'on ne saurait fixer, d'une façon même approximative, quelle quantité de liquide une vessie doit contenir pour que la lithotritie puisse être prudemment entreprise. Toute règle absolue, à ce point de vue, est impossible à établir, car les vessies ne se ressemblent pas, et leur capacité peut varier dans les limites les plus grandes. On a répété souvent que 150 grammes environ de liquide étaient nécessaires : cette quantité peut être trop considérable pour telle vessie, et à peine suffisante pour telle autre. Ce qui est exact, c'est que la présence d'un peu de liquide est une sécurité pour l'opérateur, surtout s'il n'est pas très-exercé. C'est un avantage, mais ce n'est pas une condition indispensable ; de sorte que, s'il est prudent et logique de conseiller d'une façon générale la pratique de l'injection, ce serait dépasser la mesure que de prétendre qu'il fa u l'exécuter quand même.

Civiale et Thompson, en particulier, après avoir admis tout d'abord la nécessité de ces injections, sont arrivés bien vite, comme le témoignent leurs écrits, à ne plus les considérer que comme une précaution utile, dont on doit rechercher le secours, sauf à s'en passer, si les circonstances la rendent impraticable. C'est des mêmes principes que M. Guyon s'est inspiré dans sa pratique des affections calculeuses. Dans ses premières années d'exercice à l'hôpital Necker, il n'osa faire une seule opération de lithotritie sans l'injection préalable : il suivit en cela l'ancien précepte classique. Mais depuis, s'il ne négligea rien pour s'assurer les bénéfices de cette précaution, il n'hésita pas, le cas échéant, à passer outre.

Voici comment il procède d'habitude dans la pratique de cette injection. Il prend une seringue à canule un peu large, dont le jeu soit bien doux et bien régulier, afin que le piston puisse transmettre à la main qui pousse la moindre sensation de résistance. Après avoir rempli cette seringue d'eau tiède et l'avoir convenablement amorcée, il introduit dans la vessie une sonde en gomme élastique, et commence à vider le réservoir de l'urine qu'il contient ; mais avant que tout le liquide ne se soit écoulé, n'attendant pas que la vessie, mise à sec, ne vienne se contracter sur le calcul et sur l'extrémité de la sonde, il fixe à celle-ci la canule de la seringue, et pousse doucement, graduellement, une partie de l'injection. A un moment donné, l'opérateur perçoit une sensation très-nette de résistance modérée, comme une légère exagération de pression, qui lui indique que la vessie ne veut plus de liquide : c'est à ce moment même que le malade va éprouver le besoin de la miction, de sorte que M. Guyon a coutume de dire « qu'il faut que le chirurgien ait envie de pisser avant le malade. » Souvent, alors que ce besoin a été ressenti presque dès le début de l'injection, il se calme, après quelques secondes d'arrêt, et il devient possible de pousser encore une certaine quantité d'eau et de faire ainsi tolérer à une vessie, en apparence rebelle, bien plus de iquide qu'on aurait pu le supposer tout d'abord. En procédant de cette façon, dans des vessies très-susceptibles, il arrive quelquefois que l'injection est immédiatement rejetée, et qu'ensuite une seconde injection, pratiquée avec les mêmes ménagements, et réglée sur les mêmes sensations, est définitivement gardée.

Dans certains cas enfin, il est réellement impossible de faire tolérer convenablement l'injection. On pourrait peut-être à la rigueur la faire conserver au malade, en insistant pour qu'il se retienne de la rejeter ; mais cette conduite serait absolument illogique. En effet, ce qui est bien autrement gênant que l'absence d'une certaine quantité de liquide dans la vessie, c'est une vessie qui se contracte. Il importe avant tout que le malade n'ait pas envie de pisser, au moment de la séance et pendant les manœuvres. Il ne faut, par aucun acte, provoquer chez lui l'envie d'uriner, qui serait une condition des plus malencontreuses. C'est pour cette même raison que nous ne saurions accepter la manière de faire des chirurgiens qui, pour suppléer à l'absence d'injection, recommandent au malade de retenir ses urines pendant quelque temps avant l'opération. Qu'arrive-t-il alors ? C'est que le patient, déjà impressionné, déjà suffisamment sujet à cette envie de miction qui accompagne toute émotion, lutte péniblement contre un besoin pressant, et présente à l'opérateur une vessie remplie peut-être, mais contractée, irritable et révoltée d'avance.

Il est bien plus logique de laisser au malade toute liberté à cet égard, sans essayer de l'influencer par aucune recommandation. Si l'injection ne peut être convenablement pratiquée, si la vessie la supporte mal, il ne faut pas insister ; car il importe surtout que la vessie soit tranquille et passive. On passe outre, on introduit le lithotriteur ; et sans qu'on ait besoin de faire au patient aucune recommandation inopportune, on trouve toujours, dans cet état d'émotion où il est d'ordinaire, bien assez d'urine dans son réservoir.

D'ailleurs, dans ces cas d'intolérance, il arrive le plus souvent que l'irritabilité vésicale reconnaît pour cause la présence du calcul ; de sorte que, à peine celui-ci est-il en partie réduit que l'on voit les premières séances, bien loin d'exaspérer la vessie, être suivies d'un apaisement progressif. A mesure que l'opération suit son cours, elle devient plus facile ; et fréquemment alors, il devient possible, dans les séances ultérieures, de pratiquer ces injections dont il avait fallu se passer au début.

2° MANUEL OPÉRATOIRE

A. — *Introduction du lithotriteur.*

Lorsque toutes ces mesures préliminaires ont été exécutées, l'opérateur prend position sur le côté droit du lit, de manière à faire face, sur la ligne du pubis, au plan latéral du malade. Il fait enlever le bassin, qui a servi à l'injection et qui pourrait dès lors gêner les manœuvres. Puis, saisissant le lithotriteur qu'il a choisi, il l'inspecte une dernière fois, s'assure qu'il fonctionne régulièrement, que les mors arrivent bien au conctact, que l'écrou se lève et s'abaisse sans effort comme sans facilité excessive ; il prend soin de le frotter lui-même avec un linge bien sec, de manière à l'essuyer et à corriger le froid métallique. Puis il trempe légèrement dans un peu d'huile l'extrémité de l'instrument et la relève de suite, de manière à faire couler sur les branches quelques gouttes de liquide. Il ne faut pas d'ailleurs que cet enduit soit trop abondant, autrement il graisserait la verge du patient, la main de l'opérateur et la poignée de l'instrument, ce qui ne serait pas sans inconvénient pour la sûreté des manœuvres. Tout ces détails peuvent paraître de peu d'importance ; mais on ne saurait trop y insister, à propos d'une opération où l'exercice du toucher est le principal agent du succès.

Toutes ces précautions ayant été prises, le chirurgien procède à l'introduction de l'instrument. Cette manœuvre est généralement divisée en trois temps, correspondant aux différences de courbure du canal. Nous conserverons cette division en trois temps ; mais la description que nous allons donner de chacun d'eux est un peu différente de celle qui est généralement adoptée. L'exposé qui va suivre est le résumé des enseignements professés par M. Guyon, à l'amphithéâtre et au lit du malade.

Dans un premier temps, le lithotriteur est conduit jusqu'au cul-de-sal du bulbe, et s'y arrête ; dans un deuxième temps, il s'engage dans la région membraneuse ; dans un troisième temps, il se dégage à travers la prostate, et arrive dans la véssie.

Le premier temps est le plus facile et le plus exempt de périls. Cependant la manière dont il est exécuté n'est pas sans importance, car nous verrons tout à l'heure qu'elle aura une certaine influence sur l'exécution du temps suivant.

Voici comment M. Guyon a coutume d'opérer : de la main gauche, il tient la verge du patient, au-dessous du gland, entre le pouce et l'index en supination, de façon à tendre le canal sans le comprimer, dans une direction à peu près perpendiculaire à celle du corps ; en même temps que le pouce, resté libre, peut ouvrir et maintenir écartées les lèvres du méat. La main droite, armée du lithotriteur, qu'elle tient par la poignée, en pronation, présente le bec de l'instrument à l'ouverture du gland, de telle manière que la courbure regarde directement en bas et à droite, et que la tige soit exactement perpendiculaire à l'axe de la cuisse droite du malade, l'armature regardant du même côté. Dès que le méat a été franchi, le chirurgien laisse l'instrument cheminer peu à peu, le conduisant à peine, allongeant sur lui, par une traction rès-modérée, la verge et le canal, dont-il efface ainsi les plis. Le bec parcourt dans cette direction toute la portion spongieuse, en même temps que la tige, d'abord inclinée au commencement de l'introduction, se relève graduellement jusqu'à la verticale.

Ce procédé diffère un peu de celui que les chirurgiens ont généralement adopté : la plupart en effet présentent le lithotriteur au méat, dans la direction du pli de l'aîne ; cette différence, bien minime en apparence, n'est cependant pas sans quelque importance. Voici quels sont les avantages du premier procédé. Quand l'instrument a été introduit comme nous l'avons montré tout à l'heure, c'est-à-dire dans une direction perpendiculaire à l'axe de la cuisse, lorsque les mors sont arrivés au fond du cul-de-sac bulbaire, ils y occupent le plan transversal ; ils sous-tendent en quelque sorte ce cul-de-sac, leur extrémité libre tournée franchement à droite, leur talon tourné franchement à gauche. Les choses étant dans cet état, l'opérateur exécute à ce niveau et dans cette position, un véritable demi-tour de maître limité à la région bulbaire : il serait plus juste de dire que ce demi-tour s'exécute de lui-même, et que l'opérateur n'a qu'à favoriser l'évolution toute spontanée. Laissant l'instrument, par son propre poids, sous-tendre le cul-de-sac bulbaire, et porter par son talon au fond de ce cul-de-sac, il l'invite à peine, par une pression presque insensible, à tourner sur lui-même, de façon que le bec décrive un arc de cercle, de droite à gauche et d'arrière en avant. Cet arc de cercle est nécessairemen inter-rompu par l'ouverture tendue et béante de la région membraneuse, de sorte que, à un moment donné de cette évolution, le chirurgien éprouve comme la sensation d'un défaut de résistance en même temps que l'extrémité du lithotriteur s'engage dans ce vide qu'il vient de rencontrer. Dès lors l'instrument chemine de lui-même : il s'abaisse lentement, spontanément ; il suffit de graduer et de modérer cette descente, en empêchant sa déviation latérale. Souvent, sans plus de peine, les mors se dégagent, et plongent d'eux-mêmes dans le vide vésical.

Dans le procédé généralement suivi, le lithotriteur, étant présenté au méat suivant une direction parallèle au pli de l'aine, est, à mesure qu'il descend vers le bulbe, ramené dans le plan vertical et médian, de sorte que, arrivé au fond du cul-de-sac, le bec de l'instrument soit à peu près dans la direction de l'entrée de la région membraneuse. Souvent, en effet, cette condition est suffisamment réalisée pour que l'engagement se fasse de lui-même; souvent aussi, la région membraneuse, mal ouverte ou mal tendue, est *manquée* par l'instrument, dont le bec se porte trop haut ou trop bas, trop à droite ou trop à gauche, véritablement désorienté. L'orientation est au contraire certaine dans la première façon de faire. En effet, il ne faut pas essayer, qu'on nous passe l'expression, à *enfiler* la région membraneuse; il ne faut pas non plus la chercher par un tâtonnement actif; il faut que le bec de l'instrument la rencontre largement ouverte, comme une porte béante, sur un parcours déterminé, et y tombe en quelque sorte de lui-même.

Il faut, en d'autres termes, dans cette recherche de l'ouverture de la portion sous-pubienne, n'arriver au but qu'après avoir tout d'abord éclairé et assuré marche par un point de repère. Le point de repère est ici le cul-de-sac du bulbe. Tous les chirurgiens qui ont souvent pratiqué le cathétérisme savent que le cul-de-sac du bulbe constitue l'un des plus sérieux obstacles à la régulière progression des instruments dans l'urèthre : en le visant comme point de repère, en le sous-tendant et en l'effaçant à l'aide du lithotriteur transversalement insinué, ce qui était tout à l'heure l'écueil du cathétérisme devient son auxiliaire assuré ; car sur cette paroi régulièrement tendue, le bec de l'instrument, ramené sur la ligne médiane, doit forcément rencontrer sur son parcours l'ouverture sous-pubienne qu'il avait tout d'abord négligée. C'est ainsi que, dans une ligature d'artères, le chirurgien ne songe à découvrir le vaisseau qu'après avoir tout d'abord uniquement recherché le point de repère qui doit l'y conduire.

Nous avons décrit le premier temps de l'introduction, et nous avons vu comment le deuxième temps, celui de l'engagement, en était le résultat. Quelquefois, cette portion musculaire de l'urèthre, qui est le véritable sphincter, sous l'influence d'une excitabilité exagérée, réagit pour une contracture plus ou moins intense, et oppose ainsi au passage une certaine résistance. La conduite à tenir dans ces cas ne diffère pas de celle qui est conseillée pour les simples explorations. Il faut se bien garder de toute violence, toute pression immodérée ; une insistance douce et continue suffit le plus souvent pour vaincre le spasme et passer outre.

Une fois l'instrument engagé, le dégagement, c'est-à-dire le troisième temps, s'opère souvent de lui-même ; le bec du lithotriteur se relève lentement, pendant que le manche exécute au dehors un mouvement de descente proportionnel ; le talon glisse sans obstacle sur le plancher prostatique, et l'instrument pénètre dans la vessie.

Mais, dans certains cas, ce temps peut présenter des difficultés assez sérieuses. Il en est ainsi chez les individus à prostate hypertrophiée et inégale, mamelonnée de bosselures qui déforment le trajet du canal. Il faut alors que le chirurgien sorte un peu plus de cette passivité que nous avons conseillée tout à l'heure : il faut qu'il se dirige réellement et activement à travers ce chemin tortueux. C'est alors que beaucoup de chirurgiens, et Thompson en particulier, recommandent de faire avancer doucement le lithotriteur, à l'aide de petits mouvements de latéralité, exécutés avec les plus grands ménagements, et destinés à l'engager de plus en plus dans cette voie mal frayée et peu extensible. En même temps, la main gauche n'est pas inutile : appliquée à plat sur la région pubienne, elle déprime et étend le ligament suspenseur, redressant ainsi la courbure sous-pubienne du canal, et la façonnant à l'axe rigide de l'instrument.

Lorsque la prostate est surtout très-longue, il arrive quelquefois que le bec du lithotriteur, engagé dans cette portion de l'urèthre, s'y trouve logé tout entier et s'y enclave pour ainsi dire, de telle façon qu'on ne peut plus, sans effort dangereux, le pousser plus avant. En effet, pour peu que la région prostatique soit résistante et peu dilatable, le dégagement de l'instrument ne peut s'opérer avec facilité que si le bec est déjà presque émergé dans la vessie au moment où le talon s'engage ; et si le trajet présente une certaine longueur, cette condition peut manquer, et le passage devenir ainsi douteux. On comprend facilement de quelle utilité peut être, dans les cas de ce genre, un lithotriteur à mors un peu long, c'est-à-dire mieux proportionné à l'allongement exagéré de la prostate.

B. — *Manœuvres intra-vésicales.*

A l'entrée du lithotriteur dans la cavité vésicale la deuxième partie de la séance commence. S'il importe au chirurgien, dans les manœuvres uréthrales, de se régler sur une orientation précise et de n'avancer que pas à pas, en reconnaissant successivement tous les points de repère, ce principe général de toute opération va devenir encore plus indispensable ; car c'est dans la vessie que vont se passer les actes décisifs et les plus graves.

Tout d'abord, il est une règle absolue, reconnue par tous ceux qui ont écrit sur la lithotritie, et qui domine toutes les manœuvres que nous allons exposer. L'instrument ne doit jamais être dévié de la ligne médiane. Il ne faut pas oublier en effet que tout mouvement de latéralité ne pourrait être exécuté sans tirailler dans ce sens le col de la vessie. Toutes les manœuvres doivent se borner à des mouvements de rotation sur place à l'aide desquels l'opérateur, selon qu'il tourne dans un sens ou dans un autre le manche de l'instrument, fera décrire à son extrémité vésicale des arcs de cercle plus ou moins étendus, autour de l'axe du lithotriteur, en portant ainsi le bec terminal à droite ou à gauche, en haut ou en bas, ou même en lui faisant exécuter une révolution complète. Dans certains cas, il lui est aussi permis d'élever ou d'abaisser le manche, de manière à porter vers le sommet de la vessie ou vers le bas-fond, dans le plan vertical médian, les mors du lithotriteur. Mais nous le répétons, il ne doit sous aucun prétexte déplacer l'instrument dans le sens transversal.

On peut diviser le travail vésical en plusieurs temps bien distincts : un premier temps, de position, dans lequel l'opérateur oriente son instrument ; un deuxième temps, de préhension, dans lequel il cherche à saisir la pierre ; un troisième, de fixation, dans lequel il l'étreint ; un quatrième, de broiement ; et enfin un cinquième, de dégorgement, ou de libération.

Nous allons exposer dans cet ordre les différents actes qui ont la vessie pour siége. Il y a des manœuvres ordinaires, et des manœuvres exceptionnelles : nous les indiquerons à mesure qu'elles se présenteront dans notre déscription.

Mais auparavant, il est nécessaire de dire quelques mots au sujet du milieu dans lequel va se passer le travail.

Nous avons à examiner à ce point de vue l'état de la vessie et la position de la pierre. Il est bien entendu que l'opérateur sait à peu près d'avance quelles conditions il va rencontrer. Il ne lui est pas permis de procéder au hasard : les explorations antérieures lui ont appris à connaître la capacité, la forme, la tolérance de la vessie ou il pénètre. Il possède également sur la position de la pierre quelques données importantes. Il sait quel est son siége habituel ; s'il est ordinaire ou s'il présente des conditions exceptionnelles. Le plus souvent le calcul est situé dans une des régions latérales de la vessie, surtout à droite, ce qui tient sans doute à ce qu'on a l'habitude de se coucher de ce côté. Cependant deux positions peuvent se rencontrer avec une certaine fréquence : chez les individus à grosse prostate qui vident mal leur vessie, le réservoir, au-dessous de la prostate, se prolonge en un bas-fond, plus ou moins considérable, dans lequel la pierre est généralement tombée. Nous verrons tout à l'heure comment il convient de procéder alors. Chez d'autres calculeux, par suite d'un même développement hypertrophique de la prostate, surtout des lobes latéraux, il arrive quelquefois que le calcul est comme enclavé au-dessus de cette glande, contre le col uréthral qu'il surplombe, de sorte que le lithotriteur passe sous la pierre comme sous un pont, à son entrée dans la vessie. Cette position, qui n'est pas très-rare, est souvent la cause de difficultés très-sérieuses. La mobilité du calcul est la règle ; mais il peut se trouver plus ou moins solidement fixé sur un point de la paroi. Dans ces cas, il est le plus souvent enchatonné dans une loge anfractueuse, d'où il sera nécessaire de le faire sortir pour le broyer, à moins que les mors, convenablement dirigés, ne puissent aller le *cueillir* en quelque sorte. L'enclavement de la pierre au-dessus du col s'oppose également à sa mobilité, et cette condition est un obstacle de plus. Enfin, certaines vessies sont, pour ainsi dire, incrustées par les dépôts calcaires. On comprend quelle prudence devra être alors apportée aux manœuvres.

Nous passons maintenant à leur description :

1er *Temps, de position.* — Une fois que les mors du lithotriteur ont franchi le col de la vessie, le chirurgien, tenant l'instrument bien fermé, par sa poignée, de la main droite, le pousse doucement, parallèlement à son axe, sans déviation ni inclinaison, vers la paroi postérieure. Dans ce trajet, il rencontre souvent le calcul, qu'il laisse à droite ou à gauche. Quand il a atteint et *reconnu* la paroi postérieure, il maintient contre elle, par une pression très-légère, l'extrémité mousse de l'instrument; puis, soutenant le lithotriteur dans cette position, de la main gauche placée près de la poignée, il lève l'écrou, mobilise les branches, et alors, de la main droite, il tire très-doucement la branche mâle vers le col de la vessie, tandis que la branche femelle reste appliquée contre la paroi postérieure. Il *reconnaît* ainsi le col vésical, avec la branche mâle, sans y exercer d'ailleurs aucune pression, et s'y maintient, de manière à l'effleurer à peine, et par un contact en quelque sorte virtuel. Dans cette position, l'écartement des mors mesure toute la profondeur de la vessie, divisant ainsi la cavité en deux parties latérales, l'une droite et l'autre gauche.

L'opérateur est orienté ; il a ses points de repère. Il passe dès lors à une série de manœuvres qui ont pour but de placer son instrument dans une position favorable à la préhension du calcul.

Les choses étant dans l'état que nous venons de décrire, les mors étant maintenus écartés, le chirurgien fait tourner doucement sur son axe, soit à droite, soit à gauche, la poignée du lithotriteur. Le système des mors est ainsi incliné dans le même sens : leur ouverture, de supérieure, devient latérale. La pierre, si elle se trouve de ce côté, sera nécessairement comprise dans leur écartement, et il suffira de rapprocher les branches, comme nous le dirons plus tard, pour exécuter la préhension. Si cet essai est infructueux, l'opérateur, ramenant l'instrument dans la première position, lui fait exécuter un mouvement de rotation dans l'autre sens, et incline sur le versant opposé l'ouverture du lithotriteur. Le plus souvent il rencontre et saisit le calcul dans l'une ou l'autre de ces deux premières manœuvres, car elles lui ont fait explorer la plus grande partie de la cavité vésicale. Mais, chez certains individus, comme nous l'avons déjà dit, la pierre peut être dissimulée dans un bas-fond dominé par la prostate, ou enclavée contre le col et au-dessus de lui. Ce sont ces deux régions qu'il faut pouvoir atteindre et explorer, si les manœuvres ordinaires n'ont pas donné de résultat. Pour atteindre le bas-fond, le chirurgien fait décrire à l'instrument un demi-tour sur son axe, de manière que l'ouverture des mors regarde en bas. S'il en est besoin, il relève le manche du lithotriteur, dans le plan vertical, de manière à abaisser encore plus les mors et à plonger ainsi dans l'arrière-cavité ; et dans cette position nouvelle, il passe aux manœuvres de préhension. Dans certains cas, il peut être avantageux d'élever davantage le siége du malade, de manière à changer la place du calcul et à le rendre plus accessible.

Lorsqu'on suppose ou qu'on a reconnu que le calcul est situé au-dessus du col, il faut s'attendre à des difficultés quelquefois considérables. Dans ces cas, le chirurgien, sans se départir des règles essentielles, peut s'inspirer des circonstances et apporter aux manœuvres des modifications qu'il est impossible de décrire ici. Nous parlerons seulement de l'une d'elles. Jusqu'à présent, à propos de la manière d'ouvrir les mors, nous avons dit que cette manœuvre devait s'exécuter au moyen de la branche mâle, la branche femelle restant immobile et appliquée contre le fond de la vessie. Quand la pierre est contre le col, ce mode d'exécution a un inconvénient ; la branche mâle, portée en arrière, reste en avant du calcul et l'applique seulement contre le col, sans réussir à le placer dans l'écartement. Il est alors préférable, après l'introduction de l'instrument, de maintenir la branche mâle contre le col de la vessie, et de l'ouvrir en poussant vers la paroi postérieure la branche femelle. Cette petite modification permet plus facilement la préhension du calcul.

Avant de décrire ce temps de la préhension, il nous faut décrire un procédé très-important, très-pratique et bien connu, destiné à la favoriser.

La *prise* d'une pierre peut s'exécuter de deux façons, par un procédé direct et par un procédé indirect. La prise directe consiste, comme nous le verrons tout à l'heure, à opérer le rapprochement des mors immédiatement après les avoir placés dans la position que nous venons de décrire. La prise indirecte est précédée d'une manœuvre supplémentaire, qui paraît avoir été mise en pratique pour la première fois par Heurteloup.

L'instrument ayant été introduit, comme nous l'avons déjà indiqué, et conduit jusqu'à la paroi postérieure de la vessie, le chirurgien relève un peu le manche, de manière à donner au lithotriteur une direction oblique en bas et en arrière. Il ouvre alors les mors, comme dans le procédé des prises directes ; mais au lieu d'exécuter un mouvement de rotation destiné à incliner l'extrémité à droite ou à gauche, soutenant de la main droite la poignée du lithotriteur maintenu ouvert, il applique la main gauche à plat contre la hanche du patient, et imprime alors au bassin une série de secousses brusques, de manière à remuer le contenu de la cavité vésicale. On comprend facilement que celle-ci, dans la position actuelle du lithotriteur, forme une espèce d'entonnoir dont la partie la plus déclive est occupée par l'extrémité de l'instrument. Les secousses imprimées auront donc pour résultat d'ébranler le calcul et de le faire rouler dans ce bas-fond artificiel, entre les mors de l'instrument largement ouverts. Cette petite manœuvre est d'une exécution facile, et favorise puissamment la préhension de la pierre. Elle est surtout utile pour le broiement des fragments, dans les séances secondaires, et permet alors d'exécuter, dans un espace de temps très-court, un grand nombre de prises, et cela dans des conditions d'autant plus avantageuses qu'elle réduit à leur minimum les mouvements du lithotriteur.

On donnera la plus juste idée de ce procédé, comparativement à celui des prises directes, en disant que, dans le second, les mors vont à la rencontre de la pierre, tandis que, dans le premier, c'est la pierre qui va à la rencontre des mors, et qui se charge d'elle-même. Aussi les prises directes peuvent-elles seules convenir dans ces cas d'incrustations calcaires où il faut que le lithotriteur aille puiser pour ainsi dire dans ces dépôts adhérents et mous de la surface muqueuse. Les prises indirectes sont au contraire du plus grand avantage pour les calculs enchatonnés qui ne pourraient quelquefois, sans danger, être saisis sur place par le lithotriteur.

2° temps, de préhension. — Après avoir exécuté ces petites manœuvres qui préparent les prises, l'opérateur passe à l'accomplissement des actes de la préhension. Ceux-ci doivent être pratiqués sur place, c'est-à-dire que l'instrument ne doit pas être dévié de la position occupée dans le 1er temps. La main gauche est portée vers la poignée du lithotriteur, près de l'écrou levé, en pronation, de sorte que l'instrument soit maintenu bien immobile à l'aide des quatre doigts fermés, tandis que le pouce, restant libre, puisse au besoin manœuvrer l'écrou. Alors, de la main droite, l'opérateur pousse doucement la branche mâle, de manière à la rapprocher de la branche femelle. Il rencontre en chemin la pierre interposée, ou il ne la rencontre pas. Dans ce deuxième cas, il passe, selon les circonstances, à quelqu'une de ces manœuvres que nous avons indiquées tout à l'heure. Dans le premier cas, la pierre est saisie, la préhension est accomplie ; il reste à l'assurer, afin que le calcul ne vienne pas à glisser entre les mors.

Mais à ce moment l'opérateur se trouve en présence de deux indications bien distinctes. Il a saisi un corps étranger : c'est une pierre sans doute, mais il peut arriver que la muqueuse vésicale se soit interposée entre les mors. Il faut donc, d'une part, assurer la prise probable ; de l'autre, se tenir en garde contre la possibilité d'un accident. Quoique ces cas soient relativement exceptionnels, ils n'en commandent pas moins une extrême prudence. Voici comment il convient de se conduire : Lorsque l'opérateur a senti qu'un corps étranger était saisi entre les mors, tenant toujours son instrument bien fixe et immobile dans la position où il a exécuté la prise, il abaisse avec le pouce de la main gauche, ou avec la main droite, à son gré, l'écrou jusqu'alors maintenu levé. Les branches sont ainsi immobilisées et conservent invariable leur écartement. Cette condition ayant été remplie, le chirurgien, avec la main droite, imprime très-doucement un mouvement de rotation à la poignée du lithotriteur, de manière à relever lentement et sans secousse l'extrémité vésicale de sa position première. Dans ce mouvement, si par hasard la muqueuse avait été saisie, elle sera facilement lâchée ; et si le corps interposé est bien le calcul, il risquera peu de glisser, pourvu que la manœuvre soit exécutée avec la plus grande douceur. D'ailleurs, le broiement ne doit pas être opéré dans une position trop rapprochée des parois de la vessie. Aussi, tous les chirurgiens conseillent de ramener les mors avec leur chargement vers le milieu de la cavité.

3e *Temps, de fixation.* — Ce temps n'est en réalité que le complément du précédent. La pierre ayant été saisie et l'opérateur ayant bien reconnu qu'il n'a saisi qu'elle, il importe, avant de procéder au broiement, qu'il assure sa prise, car dans les mouvements plus brusques qu'il va produire, le calcul ébranlé pourrait s'échapper. Tenant toujours de la main gauche le lithotriteur près de la poignée, le pouce sur l'écrou, pour le maintenir abaissé, il imprime doucement à la vis quelques tours, de manière à serrer progressivement la pierre jusqu'à ce que l'étreinte soit solide. Il arrive souvent, pour les pierres molles, que, dans cette petite manœuvre, le broiement soit effectué par cette simple pression. Mais pour les pierres un peu dures, elle est insuffisante, et ne fait que préparer les actions ultérieures.

Le calcul étant ainsi solidement fixé entre les mors, l'opérateur, avant d'opérer le broiement, peut faire exécuter à l'instrument quelques demi-tours à droite et à gauche, de manière à rechercher s'il n'y a pas d'autre calcul ou d'autres fragments. Nous avons à peine besoin de répéter que tous ces actes doivent être accomplis avec les plus grands ménagements. Les uns sont indispensables, d'autres ne sont qu'accessoires et peuvent être supprimés : il en doit être ainsi pour peu que le malade soit impressionnable et ressente quelque fatigue.

4° *Temps, de broiement.* — Les mors avec leur chargement ont été, comme nous l'avons dit, ramenés vers le centre de la cavité vésicale. Dans certains cas, on peut procéder au broiement *sur place;* mais ces cas sont exceptionnels. Alors, le lithotriteur étant tenu bien ferme et immobile avec la main gauche, le bec en haut, la tige dans une direction à peu près horizontale, l'opérateur exécute de la main droite la manœuvre du broiement. Elle peut être pratiquée de deux façons avec les instruments à pression, que nous avons seuls en vue. Ou bien le chirurgien, serrant progressivement la vis, augmente de plus en plus la pression, jusqu'à ce que la pierre éclate; mais si la pierre est un peu résistante, ce procédé serait insuffisant. Il convient alors d'imprimer à la roue des mouvements, dans le sens de la pression, brusques et saccadés, de telle façon que cette pression s'exécute par secousses successives et s'accompagne d'une véritable saccade, dont le rôle est assez analogue à celui de la percussion. Un exemple peut servir à bien faire comprendre cette manœuvre et son influence. Lorsqu'on essaie ses forces sur un dynamomètre, on sait quelle différence est apportée dans les résultats, selon que l'on serre progressivement et lentement l'instrument, ou qu'on agit par contractions brusques et saccadées. Il en est absolument de même à propos de la manœuvre de lithotritie. On comprendra facilement combien il importe, pour la sûreté de cette manœuvre, pour son succès comme pour son innocuité, de maintenir bien ferme et bien immobile la tige du lithotriteur, dans la direction et dans la position assignées. Cette manière de faire est celle qui est généralement adoptée à l'hôpital Necker : elle a été d'ailleurs bien décrite par Thompson, qui la conseille et l'emploie fréquemment.

Le broiement ayant été effectué, l'opérateur, selon la période du traitement et selon les circonstances, recommence un plus ou moins grand nombre de fois les mêmes manœuvres ; et enfin, il se prépare à quitter la vessie. C'est alors qu'il passe à l'exécution d'un cinquième temps, destiné à lui permettre une retraite facile et exempte de dangers.

5° *Temps, de dégorgement*. — Après le broiement, une certaine épaisseur de débris reste adhérente à la surface des mors, et empêche leur contact réciproque. On dit alors que les mors sont engorgés. On conseille généralement d'imprimer à la vis quelques tours vigoureux, afin d'écraser et de réduire autant que possible cette masse encombrante, qui augmente et rend irrégulière l'extrémité vésicale de l'instrument. Cette précaution serait souvent insuffisante, car ces débris, ainsi tassés, forment alors une couche compacte et condensée, qui déborde les mors, et leur reste adhérente. Il importe de modifier de la façon suivante la manœuvre alors nécessaire : après avoir suffisamment serré la vis jusqu'à un rapprochement et un contact relatifs, au lieu de continuer à tasser progressivement les débris, on imprime à la roue plusieurs demi-tours rapides, successifs et brusques, en sens contraire, de manière à détacher par ces petites secousses les *bavures* qui adhèrent aux bords. Il est facile de se rendre compte des résultats de cette manœuvre en la répétant dans un verre d'eau : on voit alors comment la masse d'interposition est pétrie et exprimée le long des bords, et délayée comme une boue demi-concrète dans le liquide environnant. Cette petite manœuvre doit être pratiquée vers le milieu de la cavité, à une [distance convenable du col et de la paroi postérieure.

Lorsque le dégorgement a été jugé suffisant, et que le contact des mors paraît assez intime l'opérateur procède au retrait de l'instrument.

3°. SORTIE DE L'INSTRUMENT.

Cette dernière partie de la séance, pour être moins compliquée que les autres, n'en a pas moins son importance, à cause des accidents qui peuvent résulter d'une négligence ou d'une maladresse. Nous étudierons ces accidents plus tard : nous ne voulons que rappeler ici les précautions à prendre et les règles à suivre. Elle diffèrent peu d'ailleurs de celles qui sont prescrites à propos du simple cathétérisme. L'exécution demande seulement une prudence plus grande, à cause du volume relatif de l'instrument, et des aspérités possibles de sa surface. En effet, malgré la manœuvre du dégorgement le rapprochement des mors n'est pas toujours absolu ; quelques précautions qui aient été prises, quelque poussière calculeuse a pu rester attachée aux bords ; et dans cette éventualité, il convient de procéder avec la plus grande douceur. La main gauche aide à la sortie de l'instrument, en déprimant un peu, s'il en est besoin, la région pubienne de manière à relâcher le ligament suspenseur comme pour l'introduction. Pendant que le bec chemine dans l'urèthre, livré pour ainsi dire à la tonicité expulsive du canal, l'opérateur, de la main gauche, soutient légèrement la verge. Lorsque les mors arrivent au méat, il est souvent nécessaire d'aider un peu à ce passage, en tenant le gland entre le pouce et l'index, les lèvres du méat maintenues tendues et béantes, en même temps qu'on opère sur l'instrument quelques tractions très-modérées.

Telles sont les manœuvres dont l'ensemble constitue une séance de lithotritie.

C'est à cette place qu'il convient d'étudier un des points les plus essentiels, dans la pratique de la lithotritie : quelle doit être la durée d'une séance ? Tous les chirurgiens reconnaissent que la séance doit être aussi courte que possible, et que les accidents opératoires sont en proportion du séjour de l'instrument dans la cavité vésicale.

Mais, si l'accord est unanime pour l'énoncé du principe, il n'en est plus de même pour son interprétation. Certains opérateurs sont persuadés qu'ils ont fait une courte séance, lorsqu'ils ne sont pas restés plus de huit ou dix minutes dans la vessie. Mercier est déjà plus sévère, et conseille de ne pas dépasser cinq ou six minutes. Selon Thompson, une séance effective, c'est-à-dire la partie de la séance qui se passe dans la vessie, ne doit pas se prolonger beaucoup au delà de deux minutes. Ce dernier chiffre nous paraît devoir être conservé dans toute sa rigueur. Nous n'avons presque jamais vu

M. Guyon manœuvrer plus de trois minutes dans la cavité vésicale ; ce n'est même que dans des cas exceptionnels qu'il a atteint cette durée, et le plus souvent, les séances n'ont pas dépassé deux minutes ou deux minutes et demie. Ce principe doit être surtout observé dans les premiers temps du traitement ; on pourrait admettre peut-être que vers la fin, alors que l'innocuité des séances et l'accalmie des organes urinaires ont été bien démontrés, il soit permis de se départir de cette rigueur. Mais il vaut mieux encore, à moins de circonstances bien spéciales, et bien rares, ne pas faire d'exception à cette règle : on ne peut gagner grand'chose, et on peut tout perdre à vouloir aller vite.

Sans doute ce travail de lithotritie est ainsi plus len et la brièveté des séances nécessite leur répétition. Mais, nous le répétons, il ne s'agit pas d'aller vite, mais sûrement. En outre, des séances multipliées ne sont pas seulement plus inoffensives que de longues séances, pourvu qu'elles soient séparées par un certain repos. Nous verrons bientôt que les calculeux à séances nombreuses ne sont pas les plus mal partagés dans la statistique, et ce résultat se comprend facilement. En effet, les susceptibilités organiques ont toujours une manifestation précoce, les complications surviennent presque toujours dans les premiers temps du traitement, et il est évident qu'elles auront surtout leur raison d'être dans des manœuvres prolongées.

C'est pour la même raison qu'il faut être très-réservé dans la réintroduction d'un lithotriteur. On peut, il est vrai, s'autoriser de l'exemple de Thompson, qui, dans certains cas, se sert successivement, dans une même séance, de deux ou trois instruments différents, mais il faut être bien expérimenté et bien familiarisé avec les manœuvres pour faire entrer cette pratique dans ses habitudes. Il ne faut donc la suivre que lorsque les indications l'exigent, ce qui est bien exceptionnel.

Certains opérateurs recommandent de faire suivre la

séance d'un lavage immédiat de la vessie, afin d'entraîner les débris assez petits pour traverser le canal de
l'urèthre. Civiale se conformait d'ordinaire à cette pratique. On a inventé dans ce but des sondes et des appareils
très-divers, que nous ne décrirons pas. En effet, à moins
d'indications particulières, ces lavages sont au moins
inutiles, et ne sont pas exempts d'inconvénients. Thompson a fortement réagi contre leur abus; et leur pratique
est également exceptionnelle à l'hôpital Necker. Ils fatiguent l'opéré, en prolongeant les manœuvres sans résultat. Nous verrons plus loin comment il convient de remplir les indications auxquels ces lavages étaient supposés
répondre.

CHAPITRE IV.

SOINS NÉCESSAIRES APRÈS UNE SÉANCE. — ÉTUDE DE
L'OPÉRATION DANS SON ENSEMBLE.

La séance est donc terminée. Quand l'opération a été conduite avec les précautions et les soins du détail que nous avons indiqués, le malade a généralement peu souffert; le plus souvent, pendant et après la séance, il n'y a pas eu la moindre hémorrhagie, et le lithotriteur est ramené au dehors sans porter aucune trace de sang. A peine, quelquefois, voit-on apparaître, au méat, quelques gouttes d'une rosée très-pâle, ou tout au plus un très-mince coagulum, entraîné avec les mors et venu de la vessie.

Mais le travail accompli n'aurait que des résultats imparfaits et incertains, si on ne les assurait par des soins consécutifs. Ceux-ci ne doivent jamais être négligés, après chaque séance, car ce sont eux qui la complètent et la rendent véritablement fructueuse. Le chirurgien se trouve en présence de deux indications, l'une concernant l'état général de l'opéré, qu'on doit mettre en garde contre une réaction compromettante; l'autre concernant l'élimination régulière des débris.

L'opéré, après la séance, éprouve souvent un certain sentiment de fatigue, il arrive quelquefois qu'il tremble, et manifeste une sensation de froid assez désagréable.

Très-souvent aussi, il est pris d'une violente envie d'uriner, qu'il ne faut jamais contrarier : il importe en effet, comme tout à l'heure, d'éviter avant tout les contractions vésicales, et le meilleur moyen d'y arriver, c'est de ne pas les exciter par une contrainte intempestive. Il est bien préférable de laisser la miction s'accomplir ; le ténesme vésical disparaît alors, et la vessie rentre dans le repos.

Le malade doit être immédiatement placé dans les meilleures conditions possibles pour qu'il se réchauffe et repose tranquillement. On le recouche convenablement, on le recouvre avec soin, on lui administre un peu de tisane bien chaude, pour favoriser ses fonctions cutanées et urinaires. Souvent, on continue l'usage du sulfate de quinine. Dans cet état, il est fréquent de voir les choses se passer avec la plus grande simplicité : l'éréthisme qui suit, chez beaucoup de malades, l'opération la plus inoffensive, se calme peu à peu ; la température reste normale, et rien ne vient troubler cette quiétude de bon augure. Quelquefois, malgré toutes ces précautions, on voit, dans certaines conditions que nous étudierons plus tard, survenir de la fièvre : l'élévation de la température qui monte de 2 ou 3 degrés et quelques frissons plus ou moins intenses témoignent d'une réaction générale, contre laquelle il faut intervenir par tous les moyens généralement usités. Le plus souvent, d'ailleurs, cette fièvre est passagère, ne compromet en rien le succès, et ne ralentit même pas la marche ultérieure du traitement.

Il nous reste à étudier les soins qui ont pour but de faciliter l'évacuation des débris.

Nous avons dit tout à l'heure que les lavages de la vessie, après la séance, étaient d'une pratique douteuse. Nous en dirons autant de la conduite de certains chirurgiens, qui, dès que le lithotriteur est sorti de l'urèthre, font lever le malade, le font tenir debout contre le lit, et lui ordonnent de pisser dans cette position. Les uns associent cette pratique à celle de l'injection, d'autres se contentent de l'une ou de l'autre. Cette manière de faire nous paraît absolument contre-indiquée; elle est doublement mauvaise : d'abord, parce qu'il ne faut pas plus commander la miction qu'il ne faut l'interdire; la vessie ne doit jamais être contrainte : elle appartient à ce groupe d'organes, rebelles à la volonté, que la moindre influence suffit souvent pour jeter dans la détermination contraire. Ensuite, faire pisser debout un malade lithotritié, est une des conditions les plus favorables à la production du plus fréquent des accidents locaux consécutifs : nous voulons parler de l'engagement des fragments. Il faut au contraire que le chirurgien recommande à l'opéré de n'uriner que couché, sur le dos ou sur le côté, selon sa convenance. En effet, cette précaution aura du moins l'avantage d'utiliser le bas-fond vésical et la barrière prostatique, chez les individus qui présentent cette conformation. Ce bas-fond doit devenir le réservoir où s'accumuleront les gros fragments, de sorte que les débris ténus, la poussière ou la boue calculeuse seront seuls entraînés avec l'urine.

Sans doute, malgré cette précaution, on pourra voir survenir l'engagement des fragments, il en sera ainsi chez les individus encore jeunes, surtout chez les enfants et chez les indociles. Mais les chances en seront au moins diminuées ; et il ne faut pas oublier que c'est là un des accidents qui peuvent apporter à la lithotritie le plus d'inconvénients et de contre-indications véritables. Les enfants n'ont pas de prostate et sont indociles : c'est là un des principaux obstacles à la lithotritie dans le jeune âge.

Le repos au lit sera imposé après l'opération, mais sa durée sera variable, selon les circonstances.

Certains opérés pourraient peut-être se lever le jour même ; mais, comme il n'y aurait aucun avantage à le leur permettre, il est préférable de les maintenir au lit au moins jusqu'au lendemain. Beaucoup peuvent se lever le second jour, pour ne reprendre le lit que la veille de la séance suivante. Quelques-uns, enfin, doivent rester couchés jusque près de la fin du traitement, ou même jusqu'à sa terminaison complète. Il en est ainsi pour les individus à calcul dur et volumineux. En effet, les fragments des premières séances ou même des séances déjà éloignées sont encore très-gros, et peuvent, par leurs aspérités, léser la muqueuse vésicale. Il convient donc de maintenir ces calculeux dans une immobilité aussi complète que possible, jusqu'à ce que le traitement soit très-avancé, et qu'il soit bien démontré qu'il n'y a plus de fragment volumineux.

Les malades chez lesquels l'engagement des fragments se fait avec facilité, doivent également être tenus au lit, car il faut qu'ils n'urinent que couchés ; et si on leur permet de se lever, on risquera fort de les voir abuser de cette permission, pour uriner à leur gré, surtout s'ils ont quelque peine à retenir leurs urines.

Il est bien entendu que l'état général du malade doit être pris en sérieuse considération pour la conduite à suivre.

Nous avons étudié une séance de lithotritie dans ce qui la précède, dans ce qui la constitue et dans ce qui la suit. Avant d'envisager la succession des séances, c'est-à-dire l'ensemble du traitement, nous devons maintenant examiner quelles modifications il convient d'apporter aux règles que nous avons établies, selon l'époque de la lithotritie.

Nous examinerons à ce point de vue la première séance, la dernière et une des intermédiaires.

La première séance a une importance de premier ordre : c'est une exploration décisive, et en même temps c'est un commencement d'exécution. Il faut se bien pénétrer de ces deux caractères de la première séance, avant de l'entreprendre. C'est la première fois, le plus souvent, qu'un lithotriteur est introduit dans la cavité vésicale, de là la nécessité d'un redoublement de prudence. Le volume et la dureté du calcul peuvent n'avoir encore été qu'imparfaitement déterminés : de là le besoin d'une vigilance extrême dans les manœuvres. Il faut que le lithotriteur s'oriente dans la vessie, suivant ses points cardinaux, et en explore les différentes parties, suivant des lignes précises. La pierre, une fois saisie, avant de procéder à son broiement, il importe de bien déterminer ses dimensions, de s'assurer si elle est solitaire ou si d'autres calculs n'existent pas. Pour cela, l'opérateur ayant serré la vis et baissé l'écrou, tourne en haut et en bas, à droite et à gauche, et promène régulièrement dans la cavité l'extrémité de l'instrument amplifiée par sa prise : il est bien rare que l'exploration, ainsi exécutée, laisse planer quelque incertitude. Ce n'est qu'après s'être rendu compte de toutes ces conditions qu'il convient de procéder au broiement. Dans ce but, l'opérateur ramène les mors vers le milieu de la cavité, de manière à rester une distanc e convenable des parois ; le bec de l'instrument est en général tourné en haut. Alors, il exécute les manœuvres de broiement, telles que nous les avons indiquées. Dans cette première séance, le choix du lithotriteur n'est pas indifférent. Si le chirurgien suppose que la pierre a une certaine dureté, il est préférable d'employer un lithotriteur à mors fenêtres, seul capable de mordre sur des pierres résistantes et de broyer convenablement. La première séance est, en effet, le plus souvent une séance de broiement et de fragmentation, à moins que le calcul, très-petit, ne puisse être réduit en une seule fois.

Le chirurgien proportionne l'effort à la résistance du calcul ; mais il est évident qu'il ne doit pas dépasser une certaine limite, et que, si la dureté lui semble trop considérable, il doit s'arrêter et ne pas aller jusqu'à la limite de ses propres forces. Il risquerait, en effet, de casser son instrument, et l'on comprend quelle serait la gravité d'un accident pareil. Il appartient à l'opérateur de fixer à ce point de vue le degré et la mesure de son insistance.

C'est surtout la première séance qu'il importe de faire aussi courte que possible. En effet, on n'a pas encore acquis la connaissance de la réaction individuelle. En outre, la partie exploratrice de cette séance l'a nécessairement allongée. Il faut se préoccuper surtout de rester peu de temps dans la vessie : il vaut mieux faire peu de chose, et limiter son travail. Même dans certains cas, si l'exploration avec le lithotriteur, la recherche et la préhension de la pierre ont présenté quelque longueur, si le patient manifeste quelque fatigue ou quelque douleur, il est prudent de s'arrêter et de remettre à une séance ultérieure un travail plus effectif.

Les séances qui suivent sont en général d'une exécution plus simple, et présentent moins de dangers. Elles diffèrent assez notablement de ce qu'elles étaient autrefois. Les anciens opérateurs, pour débarrasser plus vite la vessie, pratiquaient, à l'aide du lithotriteur, l'extraction immédiate de certains fragments. Cette manière de faire n'a plus aujourd'hui que bien peu de partisans. Elle offre peu d'avantages et beaucoup de périls : aussi doit-elle être complétement rejetée. C'est à la vessie qu'il faut laisser le soin de l'évacuation des débris, et l'opérateur ne doit songer qu'à pousser assez loin le broiement pour que cette évacuation soit possible, facile et inoffensive. Les séances sont ainsi multipliées sans doute, mais les résultats sont bien plus sûrs. D'ailleurs, l'exécution du broiement est devenue à cette période du traitement beaucoup plus simple qu'au début. La pierre étant fragmentée, les prises sont plus faciles, et le broiement moins pénible. Généralement, il devient avantageux, comme nous l'avons déjà dit, de choisir un lithotriteur à mors pleins, dont la branche femelle est un peu creusée, en forme de cuiller, de manière que la branche mâle, plus étroite, vienne s'y loger et écraser les débris saisis. Les instruments de cette forme conviennent surtout quand le calcul, très-mou, se réduit en un mortier qui se délaye facilement dans le liquide vésical. Le volume moindre des fragments permet aussi de passer, s'il y a lieu, à un numéro plus faible, et par conséquent d'un maniement plus facile. Ces séances secondaires ont pour but en général de réduire et d'écraser, plutôt que de fragmenter. On peut, selon les indications fournies par les faits antérieurs, exécuter un plus grand nombre de prises. Il faut surtout s'attacher à pulvériser complétement les fragments déjà attaqués, et laisser au besoin de côté les plus gros. En effet, ce qui est surtout à craindre maintenant, c'est l'engagement des fragments : or, il ne peut se produire pour des débris d'un volume considérable. Ce sont donc les moyens et les petits qu'il convient d'achever tout d'abord. Ces séances, comme la première, doivent être menées avec rapidité; il importe toujours de ne pas séjourner dans la vessie; mais il importe aussi de ne pas perdre de temps et de pousser assez loin la besogne. Un bon opérateur, suffisamment exercé, dans des conditions ordinaires, peut faire huit ou dix prises, et même bien davantage, en moins de trois minutes. Il peut ainsi, comme nous le disions tout à l'heure, achever la réduction d'un certain nombre de fragments, et assurer l'évacuation sans dangers des produits de son broiement.

La manière d'opérer ces prises est beaucoup plus simple qu'on ne serait tenté de le croire. Il ne faut pas se figurer qu'il soit nécessaire de faire de grandes recherches, et de promener dans tous les sens l'extrémité du lithotriteur. Le plus souvent, les fragments sont réunis dans une même partie de la vessie, soit à gauche, soit à droite, soit dans le bas-fond, le plus souvent dans ces deux dernières régions. Une fois que le lithotriteur a rencontré ce nid de débris, il n'a, qu'on nous pardonne l'expression, « qu'à prendre dans le tas. » Ramenant l'instrument dans cette région, il est presque sûr, à chaque écartement des mors, de faire une prise fructueuse. Les fragments et leurs débris mêmes retombent toujours à la même place, et l'on peut ainsi faire en peu de temps une besogne considérable, sans fatigue et sans périls. C'est surtout alors qu'il convient d'opérer par le procédé que l'on désigne sous le nom de « prises indirectes », et que nous avons décrit un peu plus haut.

Enfin, après un nombre variable de séances, l'opérateur reconnaît, par la quantité des débris rejetés, la rareté et l'exiguité des prises, que le travail touche à sa fin. Il ne faut pas croire, en effet, qu'on entreprenne une dernière séance avec la conviction que ce sera la dernière. On a graduellement acquis les preuves de l'avancement de la lithotritie, on s'attend dès lors, à chaque nouvelle séance, à ce quelle sera peut-être la dernière. Enfin, à un moment donné, à la suite de l'écrasement de quelques rares débris, l'opérateur ne fait plus de prises. Si la séance a déjà duré un temps suffisant, il faut s'en tenir là pour le moment. Il convient de suspendre toute recherche qui deviendrait fatigante ; il est bien préférable de consacrer à la recherche ultime une dernière séance, que l'on entreprend alors, presque certain d'avance de ne rien trouver, et avec la résolution d'acquérir la certitude absolue de l'absence de tout calcul. Cette dernière séance est donc comme la première, surtout une exploration ; mais dans des conditions bien différentes, puisqu'il s'agit non plus de reconnaître une pierre, mais de constater son absence. Beaucoup de chirurgiens sont persuadés qu'il est impossible d'affirmer qu'il ne reste plus rien dans la vessie : tous ceux qui ont quelque expérience de la lithotritie sont d'un avis tout contraire. Civiale et Thompson ont donné à ce sujet des règles précises, et à moins de circonstances bien exceptionnelles il est toujours possible à l'opérateur de déclarer, à un moment donné, en toute connaissance de cause, que la vessie est vide de tout calcul et de tout débris. Civiale conseillait, dans ce but, de faire usage d'un lithotriteur creux et à robinet. Après avoir exploré la cavité avec la méthode ordinaire, mais avec une minutie plus grande encore s'il est possible, on laisse peu à peu s'écouler le contenu de la vessie, en même temps qu'on ramène lentement le bec de l'instrument jusque vers le col. Dans ces conditions, dit Civiale, s'il reste quelque débris susceptible d'être broyé, il est impossible qu'il ne vienne pas se heurter au lithotriteur et se manifester dès lors par les signes ordinaires. Quand cette manœuvre a été accomplie, on peut retirer l'instrument, et affirmer sans crainte que l'opération est bien terminée.

Cette mesure a certainement quelques avantages ; mais elle est le plus souvent inutile. L'exploration méthodique est bien suffisante, surtout si la vessie ne contient qu'une quantité très-modérée de liquide. D'ailleurs, comme nous l'avons indiqué déjà à la première séance, un des meilleurs moyens de constater l'absence de tout débris est de faire cette exploration au moment où l'on a saisi le dernier fragment présumé, et avant d'en opérer l'écrasement.

Même en dehors de ces preuves tirées de l'exploration vésicale, l'état même des urines et des fonctions de la vessie est d'une grande importance dans ce diagnostic final. A mesure que la lithotritie s'avance, les urines, si elles étaient alcalines, redeviennent acides, perdent peu à peu leur dépôt, et reprennent de la limpidité. En même temps les mictions cessent d'être douloureuses et diminuent de fréquence. Tant qu'il reste quelque débris trop gros pour être expulsé facilement et spontanément, c'est-à-dire tant que l'intervention est encore nécessaire, cette modification dans les conditions urinaires reste douteuse et insuffisante. Alors, il faut explorer la vessie, à plusieurs reprises, et avec persistance, jusqu'à ce qu'on ait découvert ce fragment. Sans doute il peut arriver que les urines ne s'améliorent que d'une façon très-relative, même après la destruction de toute la pierre : il en est ainsi dans les cas de cystite chronique, où le calcul est peut-être l'effet autant que la cause. Mais alors, ces explorations prudentes et multipliées étant constamment restées inutiles, il sera bien démontré que l'existence d'un débris calculeux n'est pour rien dans la persistance des troubles urinaires.

Dans toutes nos observations, nous n'avons rencontré que trois cas où un opéré fût parti chez lui, pour revenir moins d'un an après avec un débris de l'ancienne lithotritie. Mais il peut arriver que le malade, se sentant soulagé et se croyant tout à fait guéri, quitte l'hôpital avant que le chirurgien ait pu acquérir cette persuasion toujours réalisable. Il considère ce malade comme probablement guéri ; sur ses instances il le laisse partir, certain d'ailleurs que les conditions sont assez satisfaisantes pour qu'il n'y ait rien à craindre même avec l'éventualité d'un débris conservé. De tels faits, d'ailleurs si rares, ne prouvent rien contre la règle, et n'en constituent même pas l'exception.

Après avoir étudié ce qui constitue une séance de lithotritie, nous pouvons maintenant envisager dans son ensemble l'opération tout entière. A ce point de vue, il convient d'examiner comment les séances se succèdent, quel intervalle doit les séparer, quelle est l'influence de la multiplicité des séances sur la valeur terminale de la lithotritie.

Il est des calculs qui peuvent être suffisamment réduits en une fois. Toujours, dans ces cas, il s'agit de pierres très-petites, ayant moins de 1 c. ; il en fut ainsi chez cinq ou six des opérés qui figurent dans nos observations. Chez l'un d'eux, pourtant, Cropp, âgé de 37 ans, il y avait plusieurs calculs, dont l'un était au moins de moyen volume ; mais ils étaient très-mous. Toutes ces pierres furent réduites en cinq prises ; et, dans une deuxième séance, on ne trouva plus trace de calcul. Chez presque tous ces calculeux, la pierre paraît avoir été d'origine rénale.

Lorsque le calcul ne dépasse pas 2 c., il est souvent possible de terminer l'opération en deux séances ; et il est rare que plus de quatre séances soient nécessaires. Dans un de ces cas, où il y eut cinq séances (Brissard), le calcul était enchatonné, condition qui, en rendant difficiles les prises, diminuait la durée utile de chaque séance ; . dans un autre, où il fallut huit séances (Czaykowski), il y avait probablement plusieurs calculs. Pour les pierres dépassant 2 c., le nombre des séances s'élève tout de suite rapidement ; nous trouvons, dans les observations correspondantes, qu'il y eut en moyenne sept séances ; dans un cas, il n'en fallut pas moins de dix.

Quand le calcul a 3 c. et plus, il faut compter en général sur dix séances. Il est rare que l'opération puisse être achevée plus vite, à moins que la pierre ne soit très-molle, et les conditions accessoires très-favorables. Chez Jussien, il fallut douze séances ; chez Arnoult, il en fallut dix-huit. Enfin, pour les calculs très-volumineux, bien que ne dépassant pas les moyens de la lithotritie, il faut s'attendre à des séances quelquefois très-nombreuses, pour peu que la pierre ait une certaine résistance.

D'ailleurs, si nous recherchons quelles sont les conditions qui exercent une influence notable sur la multiplicité des séances, nous pouvons noter, à ce point de vue, en dehors du volume, la résistance de la pierre, sa position, et l'état local du calculeux. Quand la pierre est dure, il devient nécessaire de fragmenter à l'extrême chaque débris primitif ; de là le nombre des séances secondaires, destinées à recommencer pour chaque fragment ce qui a été fait pour la pierre tout entière. Quand le calcul est mou, il s'écrase facilement, et nécessite bien moins d'attaques partielles. Si la pierre est mal placée et difficile à saisir, si la vessie est profonde, ou anfractueuse, ou malade ; si l'urèthre est difficilement perméable, l'opérateur est obligé de perdre à chaque séance un temps précieux, ce qui diminue d'autant la durée effective de chaque opération partielle. A chaque séance, il ne peut exécuter qu'un travail minime ; quelquefois même il est obligé de se retirer sans résultat, pour recommencer une autre fois. Au contraire, l'état général du calculeux n'a guère d'influence sur le nombre des séances, mais plutôt sur la durée de tout le traitement. En effet, s'il survient de la fièvre ou quelque autre complication, si les manœuvres sont mal supportées et suivies de menaces sérieuses, l'opérateur se voit obligé de laisser un certain espace entre chaque séance ; et dans quelques cas, le traitement se trouve ainsi prolongé si indéfiniment qu'il devient préférable de le terminer par une autre opération, telle que la taille ou la lithotritie périnéale.

Il est des calculeux chez lesquels le traitement tend à s'éterniser par une autre cause : nous voulons parler de ceux chez lesquels l'affection est le résultat d'une inflammation chronique de la vessie. Leur urine, riche en phosphate terreux, dépose constamment de nouvelles couches calculeuses, et la pierre se renouvelle, pour ainsi dire, à mesure qu'elle est éliminée par le broiement. Cet inconvénient est surtout à craindre chez les individus à grosse prostate et à vessie profonde : ils vident mal leur réservoir et par conséquent leurs débris, qui deviennent facilement le noyau de concrétions toujours nouvelles. Il convient, dans ces cas, de recourir aux lavages de la vessie, afin d'entraîner, après chaque séance la plus grande quantité possible des résidus écrasés.

D'une façon générale, il convient de laisser au moins deux ou trois jours entre chaque séance. Le lendemain est indispensable pour le repos de l'opéré ; le surlendemain, pour la préparation à la séance suivante. Mais le plus souvent cet espace serait encore bien court. Pour peu qu'il survienne quelque légère élévation de température, il faut attendre, pour reprendre le travail, que tout symptôme fébrile ait disparu. On gagne bien moins à aller vite qu'on ne risque de perdre en voulant aller trop vite. Dans la plupart des cas, M. Guyon laisse cinq ou six jours d'intervalle entre chaque séance ; rarement moins, quelquefois davantage. D'ailleurs, les nécessités du service, dans un hôpital d'enseignement, les dates des leçons cliniques sont un peu consultées, à moins d'indications d'un autre ordre. Autant que possible, il est d'usage, à l'hôpital Necker, de faire les lithotrities dans un jour fixe, de sorte que d'ordinaire, sept jours s'écoulent entre une séance et la suivante. Cependant, lorsque les conditions sont des plus favorables, quand la lithotritie est très-bien supportée, et que les intérêts du

malade le commandent, il est parfaitement possible de
faire deux séances par semaine.

La durée moyenne du traitement, chez nos calculeux,
a été d'un mois et demi environ. Une quinzaine sont
restés moins d'un mois ; un très-petit nombre sont restés
trois mois et plus. Nous n'avons pas cru nécessaire de
comparer, à ce sujet, la taille et la lithotritie : il est évident que, sur ce point déjà, l'opération sanglante per-
drait à la comparaison. Il est évident, d'autre part, que
la longueur du traitement est en rapport, non-seulement avec le nombre des séances, c'est-à-dire avec les
conditions du calcul, mais aussi et surtout avec les accidents et les complications intercurrentes.

CHAPITRE V.

ACCIDENTS ET COMPLICATIONS.

Complications locales spéciales à la lithotritie et aux affections calculeuses. — Engagement des calculs ou des fragments dans l'urèthre.

La plupart des chirurgiens qui ont fait une étude spéciale de l'affection calculeuse de la vessie, et Civiale en particulier, ont insisté avec raison sur la fréquence relative de l'engagement des calculs ou des fragments dans l'urèthre, chez les adultes. Sans doute, cet engagement est possible chez tous les calculeux, à tous les âges. Il est évident que des calculs petits, ou des débris, peuvent être entraînés dans le canal, au moment de l'émission de l'urine, et venir ainsi s'arrêter dans une partie plus ou moins avancée de l'urèthre. Mais il existe une certaine différence dans les conditions de cet engagement, selon qu'on examine l'adulte ou le vieillard. On a souvent noté, comme symptôme assez ordinaire de l'affection calculeuse, l'interruption brusque du jet d'urines, pendant la miction. Ce phénomène s'observe en effet quelquefois, mais est loin d'être constant, et M. Guyon, à plusieurs reprises, a attiré notre attention sur les conditions au milieu desquelles il s'observe. En effet, s'il n'est pas rare de le constater chez les jeunes calculeux, et quand il s'agit de pierres peu volumineuses, il est au contraire très-rare de le voir apparaître chez les vieillards. Civiale, qui a constaté la même coïncidence, en a donné l'explication suivante. Selon lui, cet engagement serait favorisé par la dilatabilité remarquable du col de la vessie et de la portion prostatique de l'urèthre chez l'homme jeune ; chez le vieillard, au contraire, cette partie du canal, plus étroite, à parois plus épaisses et plus inextensibles, livrerait aux corps solides venus de la vessie un moins libre accès. Cette explication, qui est très-juste, a peut-être besoin d'être complétée. Sans doute, la dilatabilité de l'urèthre est une condition qui favorise l'engagement du calcul ; sans doute aussi on comprend que des fragments ou de petites pierres, engagés dans la portion prostatique, chez l'adulte, ne puissent passer outre, arrêtés par ce vrai sphincter de l'urèthre, qu'on appelle région membraneuse, et qui, capable de hâter et d'achever l'émission de l'urine par sa tonicité et ses contractions intermittentes, ne saurait, en vertu même de son mécanisme, qu'arrêter au passage des corps solides, un tant soit peu volumineux ; mais si, chez les hommes d'un certain âge, cet engagement est relativement beaucoup plus rare, c'est que chez le vieillard, non-seulement les conditions uréthrales, mais surtout les conditions vésicales ont été singulièrement modifiées. Alors en effet, outre que le calcul est généralement plus volumineux, c'est-à-dire moins mobile, le bas-fond vésical forme une véritable arrière-cavité, protégée et surmontée par cette barrière qui résulte de l'hypertrophie prostatique ; bien plus, la contractilité vésicale est généralement affaiblie, ou au moins irrégulière, toutes conditions qui apportent un certain obstacle à l'élimination des calculs ou de leurs fragments par les voies naturelles. C'est une des raisons qui modifient les conditions opératoires chez les vieillards, et qui nécessitent chez ces malades le broiement plus complet des calculs. C'est pour cette même cause que l'arrêt brusque du jet d'urine s'observe plus rarement chez les calculeux d'un âge plus avancé; il faut en effet que le calcul soit peu volumineux, ou occupe une position particulière, pour que ce symptôme se manifeste.

Examinons maintenant si ces données, en quelque sorte théoriques, concordent avec l'interprétation des faits qui font la base de notre travail. Dans 17 observations, la présence du calcul ou de fragments à l'entrée du canal ou dans le canal, est spécialement signalée : sur ces 17 cas, quatre seulement appartiennent à des vieillards ; dans ces quatre cas, il s'agissait de fragments certainement assez petits, car les malades avaient déjà subi plusieurs séances, et les fragments s'étaient arrêtés assez avant dans l'urèthre pour qu'on eût essayé de les extraire avec la curette. Les 13 autres cas appartiennent à des calculeux ayant de 28 à 58 ans ; 5 seulement ont plus de 50 ans; tous les autres sont des hommes relativement peu âgés, ou même jeunes. En outre, si on cherche à préciser encore davantage, on trouve dans l'examen de ces cas des indications assez intéressantes, et qui sont bien en rapport avec les idées théoriques précédemment énoncées. Chez les vieillards, les fragments qui s'engagent sont petits, s'avancent assez avant dans l'urèthre; mais leur expulsion spontanée est relativement difficile, de sorte que c'est dans ces cas surtout que le chirurgien a besoin d'intervenir. Le sphincter de la région membraneuse a laissé passer le débris, mais il ne tarde pas à s'arrêter dans l'urèthre spongieux, lâche, allongé, creusé de vacuoles et mal débarrassé par l'action insuffisante d'une vessie peu vigoureuse. Ainsi engagés, ces fragments provoquent de la douleur, de la gêne de la miction, de la rétention d'urine, mais il est rare qu'ils fassent saigner le canal. Chez les hommes plus jeunes, deux cas peuvent se présenter : ou bien le fragment ou le calcul, projeté dans la région prostatique, qui forme un cône à sommet antérieur, est trop volumineux pour franchir le détroit résistant et tonique de la région membraneuse ; il est alors nécessaire de le refouler dans la vessie pour l'y broyer ensuite. Ou bien le fragment, plus petit, franchit l'isthme intermédiaire et descend ainsi dans le cône antérieur, de son sommet à sa base, et est définitivement expulsé. Mais alors cette expulsion nécessite une certaine violence, un certain effort de miction ; de sorte que les parois du canal, toniques et résistantes, sont facilement déchirées par les arêtes du fragment, relativement considérable : de là les saignements uréthraux qui accompagnent d'ordinaire ces expulsions spontanées. Il suffit de se reporter aux observations de Cropp (37 ans), de Jevrey (29 ans), de Laleuf (42 ans), de Raisin (32 ans), de Sougnac (28 ans), de Luard (35 ans), de Gombert, de Peaucelle et de Prévost (47, 51, 48 ans), pour constater la vérité des faits que nous venons d'étudier, relativement à l'interruption du jet, à l'engagement de gros fragments et aux hémorrhagies uréthrales.

Il nous reste à indiquer comment il convient de prévenir ou de combattre ces accidents.

Nous avons déjà insisté sur la nécessité de tenir les malades couchés, après les séances, et d'exiger d'eux qu'ils n'urinent pas dans une autre position que l'horizontale. Malgré cette précaution, l'engagement des fragments est encore possible. Aussi, il est très-important de procéder dans ces cas avec une certaine rapidité, afin d'arriver le plus tôt possible à réduire suffisamment les fragments.

Si un débris s'engage dans l'urèthre, il peut être indiqué de tenter son extraction s'il est en avant de la région membraneuse, ou au contraire de le refouler dans la vessie s'il est en arrière de ce sphincter antérieur. Il importe alors d'en pratiquer autant que possible le broiement immédiat.

Enfin, disons tout de suite que l'engagement des fragments peut, dans quelques circonstances exceptionnelles, déterminer des accidents assez graves et constituer des obstacles assez sérieux pour que le chirurgien soit obligé d'interrompre le traitement commencé, et d'en finir d'un seul coup par la taille ou par la lithotritie périnéale.

Complications locales non spéciales à la lithotritie.

Les autres accidents qui peuvent accompagner ou suivre la lithotritie diffèrent peu par leur nature de ceux qu'on observe à la suite du simple cathétérisme explorateur ou évacuateur. D'ailleurs, les accidents, communs à la lithotritie et au cathétérisme, sont relativement plus à craindre dans la première de ces opérations ; ils y sont d'autant plus graves que l'affection calculeuse a déjà placé les malades dans des conditions plus défectueuses ; ils y sont d'autant plus fréquents qu'il ne s'agit plus d'un cathétérisme simple, mais d'un véritable cathétérisme armé, dont l'action pourra sans doute être plus périlleuse par cela même qu'elle est plus puissante et accompagnée d'une violence relative. Ce sont là autant de raisons qui commandent à l'opérateur une extrême prudence ; s'il est impossible, avec le lithotriteur, de courir moins de dangers qu'avec une simple sonde ; il importe au moins de réduire les périls à ce minimum. Nous sommes d'ailleurs persuadé qu'avec une certaine expérience ce but est facilement atteint, et nous pourrions facilement établir que les accidents observés à la suite ou dans le cours de la lithotritie à l'hôpital Necker, n'ont pas été proportionnellement plus nombreux que ceux qui ont résulté des simples cathétérismes, pendant la même période d'années.

Mais avant d'étudier ces accidents en détail, il est indispensable de bien préciser la question. Que devons-nous entendre sous le nom d'accidents de la lithotritie ? Faut-il seulement traiter sous ce titre ces lésions matérielles qui résultent de manœuvres *maladroites*, et d'un traumatisme véritable ? Faut-il aussi étudier ces complications plus ou moins directes, plus ou moins immédiates, où l'opération n'a joué qu'un rôle occasionnel, où souvent même elle n'a pris aucune part. ? Nous ne saurions trop insister sur ce fait : combien de malades apportent à l'opérateur un organisme détérioré, dont le moindre attouchement peut hâter la ruine, et qu'on ferait peut-être mieux d'abandonner à sa destinée fatale, si l'on n'avait conscience de pouvoir le consolider par une intervention prudente !

Il importe donc selon nous de diviser les accidents de la lithotritie en deux espèces bien distinctes. Les uns sont des accidents locaux, résultant d'un traumatisme, ayant pour siége le chemin parcouru par le lithotriteur et toujours imputables à la manœuvre opératoire. Les autres constituent des complications intéressant d'emblée toute l'économie, ou s'y généralisant bien vite, plus ou moins directement reliées à l'action du lithotriteur, mais surtout en rapport avec l'état antérieur du malade. Un bon opérateur pourra presque toujours éviter les premiers; le chirurgien le plus habile ne pourra que prévoir les seconds, sauf à régler sur cette prévision son intervention et sa responsabilité.

Nous n'hésitons pas à faire cette distinction, tout en reconnaissant qu'il serait imprudent de la pousser à ses extrêmes limites. Nous ne voulons pas dire en effet que les accidents dus au traumatisme restent toujours localisés, et que les complications préparées par une altération ancienne et profonde de l'organisme ou des organes n'aient pas souvent pour cause déterminante une lésion matérielle produite par le lithotriteur. Tout ce que nous prétendons établir, c'est que dans les accidents de la première espèce le lithotriteur joue le rôle principal, tandis que pour les autres, son action reste le plus souvent secondaire.

D'après la division que nous avons proposée, nous étudierons d'abord les accidents traumatiques de la lithotritie; nous ferons ensuite l'histoire des complications qui peuvent l'accompagner ou la suivre, en dehors de toute lésion directe.

Les traumatismes peuvent se produire dans trois temps bien distincts de la manœuvre : pendant l'introduction de l'instrument, pendant son séjour dans la vessie, et pendant son retour.

Les accidents relatifs à l'introduction du lithotriteur ne sont pas actuellement les plus fréquents. Malgré la forme des instruments, malgré leur volume et leur rigidité, malgré même les obstacles souvent accumulés sur leur route, l'urèthre est peu exposé entre les mains d'un opérateur exercé. Les difficultés mêmes de la manœuvre et la crainte de lésions aisément produites, l'astreignent à un redoublement de prudence. Nous n'avons pas à revenir sur les précautions qu'il faut prendre pour l'introduction du lithotriteur, et sur les règles que nous avons exposées autre part. Nous n'examinerons ici que les lésions les plus fréquentes, en rappelant brièvement comment il convient de les prévenir. Dès le méat, des difficultés peuvent surgir, et donner lieu à certains accidents. Très-souvent en effet le méat est trop étroit pour laisser passer sans déchirure les mors relativement volumineux des lithotriteurs d'un certain calibre. Nous avons dit déjà qu'il suffisait alors de pratiquer à ce niveau une incision libératrice. Cette mesure préventive est nécessaire alors même que l'instrument pourrait passer outre, avec une certaine insistance, car plus tard quand il reviendra de la vessie, les mors chargés de débris, il sera de nouveau arrêté à sa sortie du canal, et c'est alors surtout qu'il risquera de le déchirer et de l'irriter. Il n'est pas rare alors, quand cette précaution a été négligée, de voir survenir, outre une hémorrhagie d'ailleurs peu importante, de vives douleurs dans la miction, avec la prédisposition à la rétention d'urines, difficultés d'expulser des graviers, et œdème ou même phlegmon du fourreau de la verge. Cette nécessité de l'uréthrotomie du méat s'impose assez souvent au chirurgien prudent; parmi nos observations nous en trou-

vons six dans lesquelles l'étroitesse du méat est particulièrement signalée. Chez Brissard (1868), il fallut l'inciser
à la fin d'une des séances pour retirer le lithotriteur; chez
Luard et chez Vallot, cette étroitesse ne parut pas suffisante tout d'abord pour nécessiter la section, mais il est
noté que le passage des mors était relativement douloureux ; dans un de ces cas même, ce fut peut-être la cause
d'un léger mouvement fébrile. Dans les trois autres observations, l'uréthrotomie du méat fut pratiquée avant
toute séance.

Ces accidents de l'entrée sont d'ordinaire insignifiants ;
mais à mesure que le lithotriteur s'avance, les difficultés
peuvent s'accroître, et par conséquent les dangers. Nous
avons déjà étudié, à propos du manuel opératoire, les obstacles qui peuvent alors se rencontrer, et les précautions
qui s'imposent à l'opérateur. Il nous suffira de rappeler
ici que c'est surtout au niveau du cul-de-sac bulbaire,
puis à l'entrée de la région membraneuse, enfin dans la
portion prostatique et au niveau même du col vésical,
que les déchirures, les fausses-routes, les contusions peuvent être produites, avec leurs conséquences plus ou moins
graves, hémorrhagies, phlegmons, infiltrations, etc. Si
l'on veut être sûr d'éviter de pareils accidents, il faut se
bien pénétrer de cette idée qu'un chirurgien, quelque
habile soit-il, ne doit jamais introduire un lithotriteur
dans un canal dont il n'a pas étudié d'avance tous
les détails, et dont il ne s'est pas pour ainsi dire rendu
maître.

Le lithotriteur a pénétré dans la cavité vésicale. Ici
les périls sont encore plus graves, parce que l'instrument est en quelque sorte dans un pays inconnu et ennemi, où la moindre faute peut être funeste. Des accidents de tout genre ont été signalés dans ce temps de la
manœuvre. Il est arrivé à des opérateurs de saisir et d'é-
craser des portions de la paroi, au lieu d'un calcul. Souvent des hémorrhagies redoutables sont venues témoi-
gner des violences exercées par un chirurgien maladroit.

On a vu se développer par suite de véritables contusions, des phlegmons mortels, ou même l'instrument poussé sans ménagements, pénétrer dans la cavité péritonéale. Mais tous ces traumatismes sont devenus très-rares, depuis que le broiement de la pierre s'est vulgarisé, et que l'instrumentation a été transformée par les plus heureux perfectionnements.

Nous n'insisterons donc pas sur ces accidents exceptionnels, d'autant plus que nous n'avons pas dans nos observations à en rapporter d'exemple.

Mais dans bien des cas, si les lésions ne sont pas aussi manifestes, si l'action nocive du lithotriteur n'est pas aussi nettement démontrée, les manœuvres ne sont pas inoffensives. Il est très-fréquent, à la suite des séances, de voir apparaître une cystite aiguë, ou s'exaspérer une inflammation ancienne. Quelle est alors la part du traumatisme ? il est souvent difficile de le dire, et l'opérateur peut rejeter sur le compte des lésions antérieures les accidents survenus. Mais cette coïncidence même qui peut voiler une faute, doit faire exagérer les scrupules ; et en réalité le chirurgien assume une responsabilité d'autant plus grande qu'elle est plus facile à dissimuler.

Il serait inutile de relever dans nos observations tous les cas où les calculeux présentèrent quelques phénomènes de cystite. En effet cette complication fait partie, pour ainsi dire, de l'affection calculeuse, et nous avons vu dans un précédent chapitre que certains soins préliminaires devaient souvent précéder l'opération. Si l'inflammation vésicale est à l'état aigu, il convient de la calmer, avant de risquer aucune tentative. Sans doute on ne peut le plus souvent qu'en modérer l'intensité. Car sa cause, qui est le calcul, persiste toujours, et la vessie ne pourra retrouver son intégrité que lorsqu'elle aura retrouvé son repos, par la disparition de la pierre.

Nous étudierons seulement ici la part que peuvent prendre les manœuvres dans le développement ou plutôt l'exacerbation de cette cystite, toujours prête à retentir, par l'intermédiaire des urines, sur les reins et sur l'organisme tout entier.

Chez trois de nos malades, cette part de la lithotritie fut évidente (observations de Génissier, Luard, Raltier). Ces trois calculeux sont relativement jeunes; leur état général est assez favorable, leur vessie même est assez tolérante. Mais les pierres sont dures et assez volumineuses : de là la nécessité de séances répétées et de manœuvres peut-être moins douces que d'habitude. Aussi, au bout de quelques jours, la cystite se manifeste avec une certaine intensité, sans d'ailleurs entraver sérieusement la guérison.

Il est des cas où l'opération semble devoir s'éterniser sans issue possible. C'est à propos de ces malades, que Thompson a si bien discuté, et chez lesquels l'affection calculeuse n'est que le produit d'une miction incomplète et de la cystite chronique. L'urine, toujours stagnante, laisse constamment se déposer des masses calcaires qui encroûtent la vessie d'une véritable couche phosphatique, et entretiennent ainsi son irritation. Quand on soumet ces calculeux à la lithotritie, et c'est la seule opération qui leur convienne dans la majorité des cas, à mesure qu'on débarrasse le réservoir de la boue demi-concrète qui le recouvre, de nouveaux dépôts viennent remplacer les anciens, et nécessitent de nouvelles séances. La répétition fréquente des manœuvres exaspère la vessie ; de temps en temps, l'exacerbation de la cystite force l'opérateur de suspendre son travail ; pendant ce temps, la masse calculeuse s'accumule de nouveau, jusqu'à ce que la patience du chirurgien, sa persistance prudente et l'association à la lithotritie du traitement habituel de la cystite le fassent enfin sortir de ce cercle vicieux. Le plus souvent, d'ailleurs, il obtient seulement une amélioration plus ou moins durable, plutôt qu'une guérison complète. C'est à ce point de vue que les observations de Guilleminot et de Bricoux sont intéressantes à étudier. Le premier ne subit pas moins de 38 séances, et quitta l'hôpital, amélioré pour un temps douteux ; le second, après avoir été à quatre reprises complétement débarrassé, et être revenu quatre fois avec de nouvelles concrétions vésicales, depuis décembre 1874 jusqu'en novembre 1875, ne fut enfin complétement débarrassé que par une dernière opération, en juillet 1876. Il est d'ailleurs remarquable que, dans les cas de ce genre, les accidents ne dépassent jamais un moyen degré d'intensité.

S'il est souvent difficile, pour ce qui est de la vessie, de faire la part de l'opération et celle de la maladie, il n'en est plus de même à propos des traumatismes du retour. Les accidents locaux alors produits sont d'autant plus faciles à étudier, qu'ils reconnaissent une seule et même cause : l'engorgement des mors, ou bien, ce qui n'en est qu'une variété, l'adhérence à l'extrémité du lithotriteur de fragments plus ou moins ténus, mais durs et aigus, qui, pendant l'extraction de l'instrument, déchirent la muqueuse uréthrale, font saigner le canal et excitent ainsi une inflammation qui compromet tout au moins la suite du traitement et les séances futures. Quelquefois même cet accident, dont le chirurgien est toujours responsable, peut avoir des conséquences bien autrement désastreuses. On a cité des cas où les mors, ainsi engorgés ou mal débarrassés de fragments durs et inégaux, s'engageaient dans la partie la plus reculée du canal, puis se trouvaient tout d'un coup enclavés, sans qu'il fût possible de les repousser dans la vessie ou de les ramener au dehors. On comprend quel peut être alors l'embarras de l'opérateur, et à quels périls le malade est exposé. Dans d'autres cas moins graves, un débris peut se trouver ainsi entraîné et fixé dans l'urèthre, d'où son extraction sera souvent très-difficile. Aussi les auteurs accordent-ils une importance de premier ordre aux manœuvres à l'aide desquelles le chirurgien doit débarrasser l'extrémité de son instrument, et réduire à leur minimum l'écartement des mors.

Il n'est pas rare de voir survenir, à la suite des séances de lithotritie, des accidents inflammatoires locaux, du côté des régions voisines. Chez deux de nos malades, nous trouvons signalé un abcès de la fesse, (obs. de Heines et de Goulut); mais l'apparition de ces abcès, à une époque très-éloignée de l'opération, ne doit pas être rapportée à la lithotritie. Il s'agissait là sans doute d'un de ces abcès critiques non rares chez les individus atteints d'affections des voies urinaires. La complication de ce genre de beaucoup la plus fréquente, est l'orchite. Nous la trouvons notée chez huit de nos opérés (Hiron, Laleuf, Peaucelle, Jayant, Sougnac, Barré, Duval, Drouard). Cette fréquence est d'ailleurs bien en rapport avec ce qu'on sait de la pathologie chirurgicale de l'urèthre. On observe l'orchite à la suite des séances de lithotritie, comme on l'observe à la suite du cathétérisme et de l'emploi des sondes à demeure; et même, dans les observations où nous venons de la mentionner, elle est apparue plusieurs fois après la seule exploration (Hiron, Sougnac), ou après l'emploi de sondes à demeure (Duval). Dans deux cas, chez Laleuf et chez Peaucelle, elle avait été précédée d'un peu de saignements du canal, tenant à l'engagement de fragments. D'ailleurs, jamais ces orchites n'ont été une complication grave; elles ont cédé tonjours à un traitement convenable, surtout au repos et à la suspension des séances, et celles-ci ont pu être reprises sans difficultés et sans nouveaux accidents.

Complications générales.

Les accidents généraux, suites de la lithotritie, sont évidemment les plus graves. Si jadis l'insuffisance de l'instrumentation et les difficultés de la manœuvre ont été les principaux arguments des chirurgiens contre la lithotritie, il est certain qu'aujourd'hui c'est la crainte des complications générales, nous pourrions dire aussi bien des complications rénales, qui arrête le plus certains praticiens.

Si les accidents traumatiques et locaux, que nous venons de passer en revue, relèvent de la manœuvre elle-même, qui seule doit en être responsable, celle-ci ne doit pas toujours être accusée des accidents généraux. Non pas qu'une maladresse ou une lésion des voies parcourues ne soient souvent le point de départ de ces complications si graves, mais combien de cas ou leur apparition n'a pu être rapportée à cette cause, et où l'autopsie a démontré l'intégrité des organes accessibles au lithotriteur !

Nous avons dit plus haut que l'état antérieur devait être surtout incriminé dans les complications de cette espèce. Elles relèvent, nous n'en doutons pas, de l'affection calculeuse elle-même, plus encore que de l'intervention.

Leur histoire complète serait ici déplacée, nous ne ferons que la résumer, pour montrer comment leur enchaînement est souvent inévitable. Un malade, âgé de 50 à 60 ans, présente tous les symptômes d'une affection calculeuse. En outre, depuis quelques années déjà, les onctions urinaires s'accomplissent mal. Il vide mal sa vessie, urine souvent et souffre dans la miction. Les urines sont épaisses, chargées, mucoso-purulentes, alcalines, infectes. Ses régions rénales sont douloureuses. Presque tous les soirs il a de la fièvre ; ses fonctions digestives sont mauvaises : plus d'appétit, diarrhées fréquentes, langue sèche et soif ardente ; amaigrissement, teinte jaunâtre des téguments, perte des forces. Telle est le plus souvent l'observation de ces calculeux, chez lesquels la lithotritie sera le signal d'un écroulement depuis long-temps préparé. On sonde ces malades, et l'on trouve une vessie intolérante et irritable ; chaque exploration est suivie d'un petit redoublement de fièvre ; et dès que, pressé par une nécessité dont il n'est pas souvent le maî-tre de discuter les injonctions, le chirurgien risque une entreprise plus décisive, des accidents formidables écla-

tent et le dénouement fatal ne se fait pas longtemps attendre. Il suffit de se reporter aux observations de Courseaux et de Voinot pour trouver les exemples les plus
accentués de ces complications funestes dont nous venons
de tracer le type.

Dans d'autres circonstances, la marche de ces accidents
est un peu modifiée. Le malade arrive à l'hôpital dans
un état plutôt douteux. Son organisme est certainement
en souffrance, mais il semble avoir conservé encore assez
de forces pour une lutte favorable ; les fonctions urinaires
ne sont que modérément troublées ; aucun obstacle ma-
tériel ne semble faire présager des difficultés sérieuses.
L'intervention est clairement indiquée, et présente les
plus grandes chances de succès : les cathétérismes, les
explorations, toutes ces petites manœuvres préliminaires, qui constituent autant de combats d'avant-garde,
sont assez bien tolérés ; on passe aux premières tentatives,
on avance dans l'opération, lorsque tout d'un coup, au
moment où l'on croit tenir la guérison, la fièvre s'allume,
les frissons se succèdent, les urines se suppriment ;
du côté des fonctions digestives, du côté des centres ner-
veux les accidents font explosion ; il devient évident que
cet organisme, profondément miné, n'attendait qu'une
secousse pour tomber en ruines. Il en fut ainsi pour
Bonnelle et pour Huet, dont nous rapporterons plus loin
l'observation.

Quelle est alors, dans ces désastres, la part de la lithotritie ? Quelle responsabilité lui incombe, dans ces cas malheureux où l'on peut toujours prétendre qu'elle a accé-
léré le dénouement ! La statistique de la taille nous a déjà
prouvé qu'elle était, dans ces mêmes circonstances, aussi
impuissante, sinon plus périlleuse encore. Faut-il donc,
en présence de ces dangers, ne pas engager la lutte ? La
gravité de l'état général doit-elle être toujours une contre-indication formelle ? Non, sans doute ; car en face de
ces exemples désastreux, il convient de montrer un tableau plus consolant, et de présenter des faits dans

lesquels, au milieu de circonstances aussi graves, la lithotritie a été l'agent indiscutable de la guérison. L'observation de Raymond nous en fournit un exemple remarquable : cet homme, vieillard de 70 ans, a ressenti depuis sept à huit ans les premiers symptômes de l'affection calculeuse. Depuis cette époque les mictions son fréquentes et douloureuses ; il y a tendance aux hématuries ; les reins sont suspects. Un mois environ avant l'entrée du malade à l'hôpital, quinze tentatives infructueuses de lithotritie ont été faites par un médecin de la ville. Depuis cette époque il garde le lit ; les douleurs vésicales sont continues ; l'urine contient du pus ; des accès de fièvre se renouvellent tous les soirs ; l'insomnie, l'anorexie, une diarrhée persistante, la prostration des forces, l'amaigrissement témoignent d'une altération profonde de cet organisme. Cependant à la suite d'un traitement convenable, l'état général se relève un peu ; la fièvre et la température diminuent, quoique les fonctions urinaires soient encore bien médiocres. Au bout d'une semaine, on se hasarde à pratiquer, avec une extrême prudence, la première séance de lithotritie ; on broie une pierre peu dure, et de moyenne dimension, et en trois séances, à quelques jours d'intervalle, le malade est complétement débarrassé de son calcul. Les phénomènes locaux et généraux s'amendent, et bientôt, ce vieillard quitte l'hôpital, dans un état satisfaisant. — Il convient de rapprocher de cette observation celles de Barthélmy et de Collins, où la lithotritie, entreprise malgré des accidents d'une gravité particulière, put être menée à bonne fin, et justifia par le succès la hardiesse de l'intervention.

Les accidents généraux que nous venons d'exposer mériteraient plutôt le nom d'accidents généralisés. Ils sont, en effet, le résultat et pour ainsi dire la somme de lésions locales qui, par un enchaînement classique, remontent peu à peu, souvent insidieusement, de la vessie aux reins, pour retentir alors, par l'intermédiaire de la fonction urinaire, sur l'organisme tout entier. Mais on sait que la fonction rénale peut être encore autrement supprimée. Il est des cas où, sans lésion locale matérielle, ou du moins manifeste, l'urination est subitement suspendue, le sang est vicié par la rétention des déchets organiques, et l'individu succombe rapidement à un empoisonnement véritable. Nous ne discuterons pas les théories émises sur cette complication si grave, décrite généralement sous le nom de fièvre uréthrale. Elle tue sans doute de deux façons : soit par l'arrêt réflexe de la fonction rénale, et par urémie consécutive ; soit quelquefois, peut-être, par un véritable choc, dont le retentissement est immédiatement ressenti par l'organisme tout entier. Dans les cas de mort que nous avons relevés dans nos observations, ce genre d'accidents ne nous a pas paru devoir être incriminé ; la mort a toujours été amenée par l'enchaînement de lésions que nous avons précédemment signalé : seule peut-être l'observation de Huet présenterait un exemple de fièvre uréthrale pernicieuse.

Mais la fièvre uréthrale ne présente pas toujours une telle gravité. Il est assez fréquent, à la suite des séances de lithotritie, comme à la suite des explorations ou même du simple cathétérisme, de voir survenir un frisson plus ou ou moins intense, le plus souvent le soir même, quelquefois le lendemain seulement, en même temps que la température monte de 1 à 3° environ.

Dans certains cas, comme chez Guilbodeau, Rio, Goulut, Vallot, elle se manifeste avec une certaine violence ; chez les deux derniers, elle fut accompagnée de symptômes gastriques assez sérieux. Dans d'autres cas, elle précéda certains phénomènes assez singuliers : chez Arnoult, il survint, à la suite du quatrième accès, une conjonctivite légère ; chez Millien, le frisson fut suivi d'un ictère qui dura quelques jours ; Neveux ressentit de très-vives douleurs à la plante des pieds ; on nota chez Tuaillon un accès de dyspnée assez intense ; et chez Drouot de violentes douleurs dans la région rénale. Nous ne parlons pas des cas où la fièvre ne fut que le prodrome d'une cystite ou d'une orchite. Il est à remarquer que ces phénomènes singuliers ne furent jamais suivis d'accidents graves, et que tous les malades qui les présentèrent comptent dans le nombre des succès complets.

CHÀPITRE VI.

ÉTUDE RAISONNÉE DE L'INFLUENCE DE LA MÉTHODE SUR LES
COMPLICATIONS LOCALES ET GÉNÉRALES.

Il convient maintenant de rechercher quelles sont, en
dehors des manœuvres elles-mêmes, les causes directes
ou indirectes de tous ces accidents.

Nous examinerons à ce point de vue l'influence de la
pierre elle-même, des difficultés prostatiques ou uréthrales, de l'âge du malade et de sa constitution.

La pierre doit être, à cet effet, considérée au point de
vue de son ancienneté, de son volume, de sa consistance
et de sa position.

Il est incontestable que l'ancienneté de l'affection place
le calculeux dans les conditions les plus désavantageuses.
En effet, lorsque la pierre est ancienne, elle est presque
toujours volumineuse, elle a déterminé dans la vessie des
lésions souvent profondes, et l'état général du malade est
fréquemment compromis. Chez Bonnelle, Courseaux,
Voinot, le début apparent de l'affection calculeuse remontait à huit ou dix ans au moins ; chez Blondel, les premiers symptômes sérieux s'étaient manifestés depuis plus
de deux ans. Mahalin, qui ne put être opéré, souffrait de
la pierre depuis une vingtaine d'années. Nous pourrions
multiplier les exemples et montrer que, dans la plupart
des cas où l'affection était ancienne, des accidents plus ou
moins graves furent signalés. Il y a cependant des excep-

ions à cette règle, et Luard, Magnan, Tuaillon, chez lesquels le début de la maladie remontait à plusieurs années, guérirent sans présenter de complications sérieuses. On sait en effet, et nous n'y insistons pas, que dans certaines vessies la pierre est admirablement tolérée ; mais il ne faut pas tenir trop de compte de cette tolérance exceptionnelle, car tôt ou tard, sous le moindre prétexte, ce calme insidieux va faire place à l'orage.

Le volume, la consistance et la position de la pierre doivent être étudiés simultanément, au point de vue de leur influence sur les complications. Les conditions physiques du calcul peuvent amener des accidents de deux manières différentes : soit par leur action propre, en irritant la vessie, en entretenant l'inflammation chronique du col ou du corps, en gênant la miction ; soit par une action indirecte, en nécessitant de la part de l'opérateur des manœuvres plus répétées et plus laborieuses. C'est à ce dernier point de vue seulement qu'il convient de nous placer ici, puisque nous faisons l'étude de la lithotritie. Nous avons examiné dans ce sens nos observations ; nous avons recherché si les malades chez lesquels le volume ou la dureté de la pierre, tout en restant dans les limites de la lithotritie, avaient nécessité des séances répétées et relativement laborieuses étaient ceux-là que nous avions notés dans les complications. Si nous laissons de côté les calculeux qui sont morts et ceux où l'opération est restée incomplète, nous trouvons les résultats suivants :

Sur deux calculeux ayant subi un nombre exceptionnel de séances, Bricout et Guillemmot, ce dernier seulement a présenté des accidents un peu sérieux de cystite.

Sur trois calculeux ayant subi plus de dix séances (Arnoult, Gombert, Jussier), un seul, Arnoult (18 séances), a présenté quelques accès de fièvre d'une certaine importance.

Parmi les autres opérés, chez lesquels il y eut de une à dix séances, nous comptons tous les autres cas où survinrent des accidents imputables à l'opération e le-même.

Si nous examinons en particulier chacune des observations, nous voyons que tel calculeux, comme Gombert, subit onze séances sans le moindre accident, tandis que tel autre, comme Barthélémy, après la deuxième séance, qui fut heureusement la dernière, fut pris d'accidents les plus graves, qui compromirent la guérison.

En résumé, nous avons cherché en vain une relation entre les complications et le nombre des séances; et de cette recherche est résultée pour nous cette conviction que ce rapport n'existe pas. Nous sommes persuadé qu'entre les mains d'un bon opérateur la guérison est bien rarement compromise par le nombre des séances, pourvu qu'elles soient convenablement espacées, et conduites avec prudence et mesure. Chaque calculeux apporte à la lithotritie ses prédispositions favorables ou fâcheuses, constitutionnelles ou acquises, dont il faut surtout tenir compte. L'âge, le tempérament, l'ancienneté de l'affection, la nature des lésions, les réactions individuelles sont les véritables facteurs des succès et des insuccès. Ce n'est pas après de nombreuses séances que meurent généralement les opérés : c'est dès les premières tentatives, à la première approche pour ainsi dire, que les accidents éclatent. Les calculeux à récidives, les pierres à séances nombreuses ne constituent pas les plus mauvais cas, si du moins toutes les autres conditions sont favorables. Il est vrai qu'il n'en serait plus de même, entre les mains d'un opérateur maladroit ou sans expérience : mais nous n'avons pas à nous placer à ce point de vue; et nous nous croyons en droit de conclure que la répétition des séances augmente la chance, mais non la somme des accidents.

Si le danger de l'affection calculeuse est proportionnel au volume et à la dureté de la pierre, c'est donc bien moins parce qu'elle sera plus longue à opérer, que parce qu'une telle pierre n'existe pas sans lésions anciennes et profondes. Nos cas de mort nous en donnent bien la preuve : si nous en retranchons les deux cas où la taille intervint, dans les quatre autres, nous voyons que les complications se manifestèrent dès les premières séances. Ces calculeux en effet ont succombé bien moins à la lithotritie qu'à des lésions anciennes ou depuis longtemps préparées ; la lithotritie n'a été chez eux que la cause occasionnelle et rien de plus.

Cherchons maintenant si la position de la pierre dans la vessie n'a pas quelque influence sur la production des accidents. Il est trois positions qui peuvent surtout opposer à la lithotritie des difficultés sérieuses : c'est l'incarcération de la pierre dans une loge vésicale, sa dissimulation dans un bas-fond développé, derrière une prostate volumineuse, et surtout peut-être son enclavement au-dessus du col. Nous avons parlé, au chapitre des manœuvres opératoires, des difficultés quelquefois insurmontables que le chirurgien pouvait alors rencontrer. Une telle disposition expose à des échecs nombreux, à des tentatives, stériles en résultats, mais fertiles en dangers. Nous la trouvons signalée, dans plusieurs des cas graves qui figurent dans nos observations ; chez Courseaux, le calcul était enclavé ; chez Bonnelle, il se tenait constamment à l'embouchure du col ; chez Drouard, il formait comme un pont de pierre sous lequel passaient les instruments, dans le tunnel prostatique ; chez Mahalin, l'enclavement derrière le col est aussi mentionné.

Si maintenant nous passons à l'interprétation des faits, voici selon nous quelle est la part de ces dispositions dans les accidents de la lithotritie : comme les conditions de volume et de dureté, la position de la pierre rend la lithotritie difficile et périlleuse ; mais pour un bon opérateur, les accidents n'en seront pas pour cela plus nombreux.

Ces difficultés et ces périls peuvent même faire échouer la lithotritie, et reconnus à temps, ils sont dans certains cas une contre-indication ; mais si en réalité il n'en résulte pas une impossibilité matérielle, l'opération pourra être exécutée d'un bout à l'autre, sans la moindre complication, sans le moindre accident ; pourvu toutefois que les conditions générales du sujet soient favorables. Ces conclusions sont faciles à contrôler, par l'examen des observations où des accidents ont été signalés : on reconnaîtra alors que ces accidents ont été proportionnellement aussi nombreux et aussi graves dans les cas où la pierre n'offrait pas de siége particulier, que dans ceux où elle occupait une position vicieuse.

Il est cependant une réserve à faire ; c'est pour ce qui a trait à l'élimination des fragments. Il est bien certain en effet que certaines vessies, à loges et à vacuoles profondes, à prostate volumineuse, se débarrassent difficilement des débris calculeux. De là la nécessité de pousser le broiement à ses extrêmes limites : mais cette nécessité est-elle bien réellement la cause d'accidents ? Ce qui est surtout à craindre à la suite du broiement des calculs, alors que l'opération par elle-même a bien réussi, et que l'état général est satisfaisant, c'est l'engagement des fragments dans l'urèthre. Or nous avons vu que cet accident survenait surtout chez les hommes encore jeunes ; c'est-à-dire chez des individus présentant en général des conditions meilleures et une résistance organique plus considérable. Il est des cas pourtant où même chez un individu déjà avancé en âge cette circonstance peut entraver les résultats de la lithotritie, il en fut ainsi chez Blondel ; les fragments, par leur tendance continuelle à venir s'engager dans le col vésical, par l'irritation qu'ils déterminaient et entretenaient dans cette région, furent un obstacle à l'achèvement de la lithotritie, et on dut pratiquer la taille.

Ce que nous venons de faire pour la pierre elle-même, il convient actuellement de le faire pour l'urèthre et pour la prostate ? Quelle est leur influence sur la production des accidents ? Thompson a dit avec raison que l'hypertrophie de la prostate n'empêchait pas la lithotritie de s'exécuter avec sécurité. C'est avec raison aussi qu'il ne regarde pas les rétrécissements uréthraux comme constituant une contre-indication formelle. Il cite l'exemple d'individus rétrécis, qui furent, après traitement de leur coarctation, opérés et guéris de leur calcul par la lithotritie. Nous avons dans nos observations un certain nombre d'exemples analogues. Marnot, chez qui la présence d'un rétrécissement avait d'abord nécessité l'opération du calcul par la taille, étant revenu à l'hôpital pour une récidive, fut traité par la dilatation, puis lithotritié sans accidents. Génissier fut également traité par la dilatation, avant la lithotritie. Luarc présente à ce point de vue l'observation la plus intéressante ; il avait un rétrécissement assez serré qu'on essaya d'abord de dilater. Ce traitement amena de l'uréthrite et de la cystite. Alors on pratiqua l'uréthrotomie interne, et quelques semaines après le lithotriteur put être facilement introduit, à dix reprises différentes.

C'est dans ce groupe de malades qu'il faut placer ceux dont le méat présentait une certaine étroitesse. Nous avons déjà dit quels étaient les inconvénients de cette disposition, et quelles précautions elle imposait. Il est remarquable, en effet, que de tous les malades qui présentèrent quelques obstacles matériels, dans l'urèthre, ce furent peut-être ceux dont la coarctation siégeait au méat, qui figurent le plus dans la classe des fébricitants : il nous suffira de citer à l'appui les observations de Vallot, Rio, Guilbodeau, Bergerat, etc., qui, tous, présentèrent une étroitesse du méat assez considérable pour nécessiter l'uréthrotomie du méat ou l'anesthésie : dans tous ces cas, les séances furent suivies plusieurs fois d'accès de fièvre reconnaissant pour cause manifeste un peu de contusion du méat, à l'introduction et surtout au retour du lithotriteur.

Certains individus, sans avoir de rétrécissement véritable, ont un canal à parois dures et épaisses ; en général on observe en même temps de l'hypertrophie prostatique marquée. Ces canaux sont assez mauvais pour la lithotritie ; leur manque de souplesse rend difficile et incertaine l'introduction de l'instrument ; ils supportent mal les manœuvres, et comme la vessie présente souvent des caractères analogues, il y a lieu de craindre l'apparition d'accidents sérieux.

Mais, de toutes les difficultés uréthrales, les plus périlleuses sont certainement celles qui résultent de l'intolérance du canal. Il est des urèthres qui, sans lésions réelles, en dehors de modifications séniles, ne peuvent supporter la présence des instruments. Leur sensibilité maladive les fait réagir avec la plus grande énergie contre les tentatives ; il en fut ainsi chez plusieurs calculeux, et en particulier Mignière, Rio, Collins, Arnoult, Bonnelle. Dans tous ces cas, le spasme uréthral opposa à la lithotritie des difficultés réelles ; il fallut préparer le canal avant toute manœuvre de lithotritie, et quelquefois même l'anesthésie fut nécessaire. Dans la plupart de ces cas aussi, il y eut des accidents plus ou moins sérieux, fièvre, troubles généraux, etc. (Arnoult, Rio, Bonnelle, Collins).

Il importe donc, avant de tenter aucune action décisive, avant même d'arrêter le choix de l'intervention, de s'assurer de l'état et de la tolérance du canal, et de l'habituer peu à peu, par le passage journalier, régulier et progressif de bougies souples et flexibles, aux sensations plus rudes qui lui sont réservées.

Il nous reste à parler, au point de vue de la fréquence des accidents, de l'âge et de la constitution des calculeux. Il ne peut être douteux un seul instant qu'il ne faille rechercher de ce côté la cause la plus fréquente et la plus puissante des complications. Nous avons vu que la plupart des autres conditions, toutes celles qui n'avaient trait qu'aux qualités de la pierre, à l'état de la prostate et de l'urèthre, n'avaient, pour les dangers de la litrothritie, qu'une importance secondaire. Elles peuvent opposer à l'opération des obstacles insurmontables, mais, si elle reste possible, elles ne la rendent pas plus périlleuse, du moins entre des mains exercées ; et c'est pour cela que nous n'avons pas vu toutes ces circonstances secondaires exercer sur les résultats une influence sérieuse. Nous ne voulons pas nier d'ailleurs qu'un individu rétréci, ou at-

teint d'hypertrophie de la prostate, ou possédant un gros
calcul, né soit souvent exposé à des complications plus
graves. Mais ce que nous voulons dire, c'est qu'alors ces
lésions ont porté atteinte à son état général, et c'est à
cause de ce délabrement consécutif que ce malade est plus
en danger.

Tout revient donc à dire qu'il faut surtout se préoccuper de la valeur constitutionnelle du malade qu'on va
opérer. Il ne faut pas avoir seulement en vue le calcul,
mais surtout le calculeux. C'est déjà pour cette raison que
la lithotritie est relativement inoffensive chez l'adulte
encore jeune, jusque avant 50 ans, par exemple. Les cas
de mort sont tous postérieurs à 60 ans, dans notre statistique ; Huet avait 60 ans, Voinot et Bonnelle avaient
75 ans. Il est vrai que l'âge de la pierre se rapproche plus
de la vieillesse que de la jeunesse ; mais, même en tenant
compte des proportions, le nombre des insuccès est bien
plus fréquent chez les vieillards. Le plus souvent aussi,
ces revers portent sur d'anciens calculeux, et nous avons
déjà dit comment l'ancienneté du calcul prédisposait aux
complications. Le plus souvent aussi, les individus mena-
cés des accidents les plus graves portent dans leurs fonctions et dans leur apparence cette empreinte caractéris-
tique de ce qu'on peut appeler la cachexie urinaire. Chez
Courseaux, Bonnelle, Huet et Voinot, on avait noté une
teinte jaunâtre des téguments, qui est d'ordinaire de
mauvais augure, car il annonce une désorganisation
souvent irrémédiable. C'est encore parce qu'il dépend de
l'état général et de la constitution du malade, que nous
avons vu le rétrécissement spasmodique et l'intolérance
uréthrale coïncider souvent avec des accidents plus ou
moins graves. Cette révolte de l'urèthre est en effet le témoignage d'une disposition fâcheuse de tout l'organisme ; la sensibilité exagérée du canal prouve que l'é-
conomie tout entière ressent à l'excès les manœuvres
nécessaires ; il n'est donc pas étonnant que la contrac-

ture de l'urèthre ne soit souvent suivie d'accidents plus graves et bientôt généralisés.

Est-ce à dire pour cela qu'un état général mauvais ou douteux constitue une contre-indication ? Nous ne le pensons nullement ; entre la crainte et la prévision de dangers menaçants et la résolution de ne pas intervenir, il y a une grande distance : nous verrons au contraire, dans un autre chapitre, que, si la cause principale des accidents doit être cherchée non dans les obstacles matériels, mais dans l'état général du calculeux, c'est justement l'inverse qu'il faut faire, dans la recherche des indications et des contre-indications.

DEUXIÈME PARTIE

RÉSULTATS DE LA LITHOTRITIE

CHAPITRE VII

STATISTIQUE DE LA PRATIQUE DE LA LITHOTRITIE
A L'HOPITAL NECKER DE 1869 A 1876

Nous allons aborder maintenant une étude qui n'est pas la moins intéressante et la moins difficile de notre travail. Il est en effet nécessaire de résumer dans un tableau statistique les observations recueillies à l'hôpital Necker, afin de rendre plus saisissants les résultats obtenus et les enseignements qu'ils renferment.

Mais nous ne saurions dissimuler avec quelle hésitation nous abordons cette étude, pourtant indispensable. En effet, il s'agit maintenant de passer la parole aux chiffres, et tous ceux qui se sont occupés de statistique savent bien comme il est scabreux de vouloir chiffrer des résultats. Pour la lithotritie en particulier, comment tenir compte, dans la statistique brutale, de toutes les conditions qui l'accompagnent et peuvent dénaturer sa valeur ? Comment, à propos de ses échecs, déterminer exactement

6

sa responsabilité, et la part qu'elle a prise dans les accidents qui l'ont suivie ? Aussi, nous nous proposons, non pas de dresser seulement une simple liste des succès et des revers, mais d'accompagner constamment les chiffres des explications qui seules peuvent en faire comprendre la portée réelle. En un mot, cette dernière partie de notre travail sera bien plutôt un résumé fidèle qu'une statistique aride. C'est ainsi d'ailleurs qu'a procédé Thompson ; il n'a pas hésité, avant de mettre en présence les résultats, à faire la part des responsabilités ; il a eu le soin de décharger la lithotritie de tous les accidents dont il la regardait comme innocente. A-t-il quelquefois, pour le besoin de sa cause, exagéré ce souci ? C'est ce que nous examinerons plus loin ; quant à nous, on ne pourra certes nous accuser de partialité, car nous ferons tous nos efforts pour rester à l'abri de la critique la plus sévère.

Notre but étant d'établir la valeur de la lithotritie comme méthode, il importe d'en exposer les résultats, en répondant aux questions suivantes :

1° Étant donné le nombre des calculeux, combien parmi eux ont été traités par la lithotritie ?

2° Combien par la taille ?

3° Combien n'ont subi aucune opération ?

4° Quels ont été les résultats dans chacun de ces cas ?

5° Quelle a été la marche de la statistique, c'est-à-dire quelles modifications lui ont été imprimées par la marche des années ?

C'est ainsi que Civiale établissait ses statistiques, et il nous a semblé que c'était en effet la vraie manière de les rendre utiles.

Nous allons maintenant répondre par des chiffres à chacune de ces questions.

Mais tout d'abord il importe de faire observer que notre tableau ne comprend que des malades opérés à l'hôpital.

La raison de ce choix est facile à comprendre. Nous n'avons pas pour but dans ce travail de faire le relevé de tous les cas opérés par un chirurgien et d'établir ainsi le bilan de sa pratique. Voulant seulement traiter la question de la lithotritie, et ne cherchant, dans notre étude, qu'à rassembler dans des conditions bien déterminées, un nombre de faits suffisant pour éclairer cet important sujet, nous avons pensé qu'il était plus logique de borner nos observations à celles que nous avions pu recueillir dans un hôpital d'enseignement, où les maladies des voies urinaires sont spécialement étudiées, et où les faits sont ainsi soumis au contrôle de tous.

Notre statistique n'est donc que le résumé d'une pratique hospitalière : si les faits sont ainsi moins nombreux que dans bien d'autres statistiques ; si même les chiffres sont naturellement moins favorables, on ne pourra du moins nous reprocher d'avoir fait un tel choix.

De 1868 à 1876, c'est-à-dire dans une période d'environ neuf années, 97 calculeux sont entrés à l'hôpital Necker, dans le service de M. Guyon. Sur ces 97 calculeux, 10 n'ont pas subi d'opération ; 70 ont été soumis à la lithotritie, 15 à la taille, et 2 à la lithotritie périnéale. —Ajoutons tout de suite, pour y revenir plus tard, que sur 3 des malades opérés par la taille, la lithotritie avait d'abord été entreprise, ce qui porte en somme à 73 le nombre des lithotrities.

Avant d'aller plus loin, il est indispensable de bien définir quels sont les malades que nous comprenons parmi les lithotritiés. Il semble tout d'abord qu'il ne puisse y avoir aucun doute à ce sujet, et que le terme soit assez explicite par lui-même. Cependant nous aimons mieux prévenir l'objection, quelque invraisemblable qu'elle puisse être. Faut-il, en effet, ne compter comme opération de lithotritie que toutes celles où la manœuvre a été effective ? Faut-il, au contraire, ranger parmi les lithotritiés les individus chez qui l'opération, après une ou deux tentatives infructueuses, a été reconnue impossible ? Nous

croyons, pour nous, qu'il serait injuste d'adopter cette
dernière manière de voir. Quoi! parce que l'introduction
d'un lithotriteur, après quelques essais, est démontrée
dangereuse ou trop difficile ; parce que la pierre, dont
l'exploration simple n'a pu donner le plus souvent qu'une
notion grossière relativement à sa nature, est reconnue
trop volumineuse ou trop dure pour pouvoir être sans
périls saisie ou broyée par l'instrument; parce que l'opérateur prudent change son plan de bataille dès qu'il a véritablement reconnu l'ennemi; parce qu'il sait se soumettre aux indications d'un diagnostic enfin précis, il devrait porter ces cas au chiffre des lithotrities, et les classer
par conséquent au nombre de ses insuccès ! Si l'on pous-
sait ce raisonnement à ses dernières limites, il faudrait
alors, pour rester logique, regarder comme des insuccès
de la lithotritie tous les cas où elle n'est pas appliquée.
Une telle manière d'établir son bilan ne pourrait convenir
que pour répondre à ceux qui prétendraient que la lithotritie peut guérir tous les calculs : alors seulement on
serait en droit de réfuter leur exagération en comptant
comme des échecs tous les cas où son application n'a pas
été possible.

Nous croyons avoir suffisamment répondu à une objection pareille ; s'il nous fallait porter au chiffre des lithotrities toutes les observations où cette opération a été, je
ne dirai pas commencée, mais préméditée, il faudrait alors
les faire figurer à peu près toutes dans cette énumération.
En effet, le plus souvent, sauf dans des conditions bien
déterminées, où l'hésitation du choix n'était pas un seul
instant possible, on n'a renoncé définitivement aux bénéfices de la lithotritie qu'après en avoir reconnu, par une
dernière épreuve, l'impossibilité ou les dangers : l'introduction du lithotriteur n'a été alors qu'une exploration
décisive, ayant pour raison et pour but de lever les derniers doutes et de fournir l'indication suprême. C'est
pourquoi notre chiffre des calculeux opérés par la lithotritie ne comprend que ceux chez lesquels la lithotritie a

reçu tout au moins un commencement d'exécution. D'ailleurs, pour lever toute objection, nous ajouterons que s'il
est quelques malades chez lesquels une ou plusieurs tentatives réelles, quoique infructueuses, aient été suivies
d'accidents graves, nous n'avons pas hésité à les porter
au passif de la lithotritie, sauf à discuter la part qu'elle a
pu prendre dans leur production, soit en les déterminant
par une action nocive, soit en prenant la place d'une autre méthode qui, appliquée à temps, en aurait peut-être
prévenu ou retardé l'explosion. C'est, en effet, au chapitre des indications et des contre-indications que ces cas
et leur contrôle trouveront naturellement leur place.

Thompson, dans les pages qui précèdent sa statistique,
insiste avec raison sur la nécessité d'établir, pour la faire
comprendre, les conditions moyennes dans lesquelles ses
lithotrities ont été pratiquées. Il est indispensable, en
effet, de donner une notion générale de toutes les circonstances accessoires qui ont entouré cette opération, relativement à l'âge du sujet, à son état de santé, au volume
et à la nature de la pierre. Tous ces faits, secondaires en
apparence, dominent réellement les résultats, et peuvent
les faire varier dans une proportion considérable. Tel
chirurgien, n'opérant par la lithotritie que des cas faciles, obtiendra ainsi sans grand mérite la plus belle
des statistiques ; tandis que tel autre, plus entreprenant,
s'exposera à présenter son tableau sous des couleurs moins
favorables. Civiale, dans son Mémoire à l'Académie des
Sciences (résultats de la lithotritie méthodiquement appliquée aux seuls cas qui la comportent, 1846), répond à
cette objection. La mortalité est plus forte, dit-il, dans son
dernier tableau, que dans celui qui l'avait précédé ; mais
ce fait est expliqué par cette raison qu'il opère maintenant dans des cas plus graves. En effet, ajoute-t-il, aujour-
d'hui, la valeur de la lithotritie est jugée ; le procès de
la méthode est gagné ; elle n'est plus à en faire ses preuves ; le chirurgien n'a plus à craindre de la compromettre par quelques revers de plus, et peut dès lors mettre

surtout son honneur à étendre son champ d'action. Ces réflexions de Civiale nous paraissent d'une vérité incontestable ; elles ont du moins inspiré la conduite des opérateurs les plus estimés, et Thompson n'hésite pas à déclarer qu'il opère même dans les cas douteux, et qu'il ne recule guère que devant des obstacles matériels. Nous aurons d'ailleurs à revenir plus loin sur cette question, quand nous étudierons les indications de la lithotritie.

Le contrôle de nos observations permettra de constater que la pratique de la lithotritie à l'hôpital Necker a été inspirée des mêmes principes, et qu'elle n'a pas eu pour objet principal de fournir matière à une statistique brillante.

Pour ce qui est des chiffres d'ensemble, l'âge moyen des malades soumis à la lithotritie a été de 58 ans environ. Le plus âgé avait 75 ans. Une dizaine environ avaient 70 ans et plus ; vingt-cinq sont classés, entre 60 et 70 ; treize, entre 50 et 60 ; huit, entre 40 et 50 ; et dix-huit enfin avaient moins de 40 ans. Il ne s'est présenté qu'un seul cas de lithotritie chez un enfant de l'âge de 7 ans. La grosseur moyenne des calculs dans ces mêmes cas a été d'au moins 2 cent., ou plutôt davantage, les plus gros n'ont guère dépassé 4 cent. ; une quinzaine au moins ont présenté ces dernières dimensions, ou des dimensions approchantes. Ils étaient le plus souvent composés de phosphates terreux, d'urates, d'oxalates ou de carbonates calcaires. Dans un seul cas la pierre était constituée par de la cystine pure. Dans une quinzaine d'observations au moins, la dureté fut notée d'ue *façon spéciale*.

Beaucoup de ces calculeux étaient depuis longtemps malades. Un certain nombre faisaient remonter à une dizaine d'années au moins leurs troubles vésicaux ; bien peu n'avaient présenté que depuis quelques mois leurs premiers symptômes. Nous insistons sur ces données générales, à cause de l'importance qu'elles ont au point de vue de la statistique.

Nous avons relevé 73 observations de lithotritie. Dans

plusieurs de ces observations, le même malade figure à deux reprises différentes. Etions-nous en droit de compter ainsi ? Il importe à ce sujet d'établir une distinction importante. Si la nouvelle opération est nécessitée par une récidive réelle et de toutes pièces, sans doute il est légitime de la compter à nouveau. Mais c'est avec raison que Thompson limite le nombre des véritables récidives, et en exclut quelques-unes, qui ne sont qu'apparentes. Il refuse justement de classer parmi elles les observations de calculeux qui, traités par quelques séances de lithotritie et laissés comme guéris, ont eu besoin, dans un temps rapproché, au bout de quelques semaines ou de quelques mois seulement, de revenir trouver le chirurgien.

Dans ces cas, en effet, il convient plutôt de dire que la première série d'opérations a été incomplète. Elle a donné tout ce qu'elle pouvait donner peut-être ; mais il y a lieu de croire qu'un fragment, ou un autre calcul, ignorés, avaient échappé aux dernières recherches, jusqu'à ce qu'il fût venu par de nouveaux signes, manifester sa présence. Il est possible à la rigueur qu'il s'agisse alors d'une véritable récidive et de toutes pièces, mais il est plus sûr, pour une statistique rigoureuse, de s'abstenir et de rester en deçà des chiffres réels, que de risquer de les exagérer. Dans les cas auxquels nous faisons allusion, c'est-à-dire dans ceux où la prétendue récidive ne se fait pas attendre un certain temps, il est donc plus rationel de rattacher à une même opération ces séances plus ou moins tardives qui n'en ont été sans doute que le complément, et de ne compter comme récidivistes que les opérés chez lesquels les bénéfices de la lithotritie ont été confirmés par une certaine durée.

Aussi Thompson ne range-t-il dans cette catégorie que les malades qu'il n'a opérés à nouveau qu'après un an et plus. C'est en imitant cette réserve que nous restreignons à cinq le nombre de nos récidives. Faut-il admettre des récidives multiples ? Cela n'est pas douteux, au point de vue de la réalité des faits : mais nous le répétons, dans uné statistique, dont le but avoué et légitime, est d'établir, par des chiffres indiscutables, le bilan des succès et des revers, une extrême sévérité doit être la règle absolue.

Nous verrons plus tard qu'au point de vue du succès immédiat de l'opération, les récidivistes ne sont pas les plus mal partagés : les malades qui meurent de la lithotritie ne sont pas ceux qui l'ont souvent subie. Il semble qu'il s'établisse chez certains individus une tolérance des plus remarquables : ils font et refont des calculs, on multiplie chez eux les séances sans jamais provoquer d'accidents sérieux ; ce sont là des cas tellement favorables pour l'opérateur qu'il suffirait à un chirurgien d'en avoir rencontré quelques-uns dans sa pratique pour lui assurer la plus belle des statistiques, s'il voulait compter comme une opération nouvelle chacune de celles qu'a nécessitée chaque récidive. Thompson a prévu cette objection, et avec un parti pris qui fait honneur à son impartialité, il ne compte jamais, pour un calculeux, plus d'une récidive.

Nous avons composé notre tableau d'après ces mêmes données ; c'est pourquoi parmi les calculeux qui vinrent à plusieurs reprises se soumettre à la lithotritie, nous en portons 5 seulement comme ayant présenté une récidive réelle, et comme devant figurer deux fois au total des opérations. Il y en eut 3 autres qui revinrent dans un délai assez court pour que nous n'hésitions pas à ne les classer que pour une seule opération.

Les 73 opérations de lithotritie ont donné les résultats suivants :

61 succès ou guérisons.

4 cas douteux, où les malades quittèrent l'hôpital, incomplétement opérés, et dans un état relativement sérieux.

1 cas où le calculeux, en excellente voie de guérison, fut emporté par une affection intercurrente.

3 cas où la taille dut être pratiquée, la lithotitrie ayant

été reconnue dangereuse ou insuffisante. — Deux de ces malades moururent, et nous n'hésitons pas à classer ces observations au passif de la lithotritie.

Enfin 4 décès dans le cours du traitement par la lithotritie, ce qui avec les deux précédents, porte à 6 le chiffre des morts.

Si nous calculons la proportion pour 100 des succès et de la mortalité, nous trouvons environ :

8 0/0 de mortalité et 84 0/0 de succès.

Telle est, dans sa plus scrupuleuse exactitude, le bilan de la lithotritie, pratiquée depuis 9 ans, dans le service des voies urinaires, à l'hôpital Necker.

Il devient maintenant intéressant de comparer ces résultats à ceux des autres auteurs. Nous choisissons pour cette comparaison la statistique de Thompson, comme étant la plus récente et l'une des mieux autorisées.

Le tableau de Thompson est établi sur 204 observations parmi lesquelles 18 furent des cas de récidives. L'âge moyen de ses opérés fut de 61 ans. Parmi ses opérés 36 seulement furent traités à l'hôpital, les autres étaient des malades de sa clientèle. Le chirurgien anglais insiste avec raison, avant de donner ses chiffres, sur les conditions dans lesquelles il pratique la lithotritie. Il déclare nettement qu'il n'est arrêté dans cette entreprise que par des obstacles matériels qui rendent l'opération impraticable. L'état général des malades, n'est presque jamais à ses yeux une contre-indication formelle, si toutefois le chemin à parcourir, le volume et la dureté de la pierre ne font pas présager des difficultés trop sérieuses. Nous aurons d'ailleurs à revenir plus tard sur les principes qui le guident : nons n'en parlons en cet endroit que pour mieux mettre en lumière les résultats de sa statistique. C'est, en effet, à bon droit qu'il a, lui aussi, la prétention de n'avoir pas cherché que des victoires faciles, et en lisant le résumé de ses observations, on acquiert bien vite la preuve que cette prétention est légitime.

Sur ces 204 opérations de lithotritie, Thompson compte 13 décès et 191 guérisons, ce qui donnerait une mortalité d'un peu plus de 6 0/0.

Il est vrai que l'auteur propose de faire une distinction parmi les cas de mort. S'appuyant sur la prétention de n'avoir pas hésité à pratiquer la lithotritie dans des cas même très-graves, et de l'avoir tentée même alors qu'il croyait la taille préférable, si le malade n'acceptait pas cette dernière, il ne veut pas qu'on porte au passif de la lithotritie ces revers prévus, où la mort n'a été réellement que la conséquence fatale de lésions antérieures à l'opération. Dans ces cas, selon lui, la lithotritie n'est pas responsable, elle ne doit donc pas supporter la charge de ces insuccès, et c'est ainsi que des 13 cas de mort qu'il avoue dans sa statistique, il se croit le droit de n'en porter que 8 au passif de la lithotritie. Ce serait faire injure à Thompson que de supposer un instant que ce raisonnement lui soit dicté par un vulgaire sentiment d'amour-propre. Nous avons, quant à nous, de son talent et de sa conscience une trop haute idée pour admettre qu'il essaye de se dérober à la brutalité des chiffres. Ce n'est pas le chirurgien qu'il prétend ainsi défendre, mais la lithotritie ; ce n'est pas l'opérateur mais l'opération. Sans doute il accepte pour son propre compte toute la responsabilité de ces revers, mais ce qu'il ne veut pas, c'est qu'on la rejette sur la méthode dont il est un des plus ardents et des plus brillants vulgarisateurs.

Cependant nous ne saurions, au point de vue de la statistique, accepter sa distinction.

Sans aucun doute il est des cas où la lithotritie est tellement étrangère à la cause de la mort, qu'il ne peut venir un seul instant à l'esprit du critique le plus sévère de l'en accuser. Nous avons une observation dans laquelle le calculeux, pendant le cours d'une lithotritie heureuse, est mort subitement d'une hémorrhagie cérébrale ; l'autopsie a démontré l'état d'intégrité de la vessie et même des reins : nous n'avons pas pensé un seul instant à porter ce cas au nombre de nos morts. Mais à part ces circonstances où l'irresponsabilité de l'opération est démontrée avec la dernière évidence, nous croyons qu'il vaut mieux porter hardiment le décès au passif de la lithotritie, et c'est ainsi que nous avons fait pour notre compte. Si la statistique est ainsi un peu moins brillante, elle n'en est que plus solide. Comme l'a dit Civiale, la lithotritie n'en est plus à faire ses preuves ; et quand elle s'attaque à des cas d'une gravité exceptionnelle, elle peut bien aujourd'hui supporter les conséquences de ses mécomptes même les moins mérités.

D'ailleurs en étudiant avec soin les observations consignées par Thompson à la fin de sa statistique, on reconnaît combien sa distinction est difficile à admettre. Il est des cas où le doute n'était pas possible, et où la responsabilité de la lithotritie apparaissait tout entière : telles sont les observations classées aux n°ˢ 87, 161, 193, où les opérés succombèrent à l'infection purulente. Dans quatre autres observations, la mort fut amenée par une cystite aiguë, en rapport évident avec l'opération. Aussi Thompson, dans tous ces cas, reconnaît la lithotritie franchement responsable. Mais, parmi les six autres cas, où les malades furent emportés plus ou moins vite par des lésions rénales, le chirurgien anglais prétend disculper au moins cinq fois la lithotritie ; nous avons tenu à contrôler les observations correspondantes : dans ces cinq cas, il ne peut être douteux que ces lésions des reins n'eussent débuté avant toute opération ; elles étaient plus ou moins anciennes et auraient certainement eu la même terminaison, quelque traitement qu'on eût choisi. Mais un critique sévère pourra toujours objecter que l'intervention a tout au moins précipité le dénoûment ; que la taille peutêtre eût été préférable ; et c'est assez pour qu'il soit nécessaire, du moins au point de vue de la statistique, de classer ces faits parmi les revers.

D'ailleurs, c'est avec la même sévérité que nous avons établi notre tableau, et nous allons le prouver sans peine.

Examinons les observations des six calculeux que nous avons portés, dans notre statistique, au chiffre des morts :

1° Courseaux, vieux calculeux, dont les reins et la vessie sont depuis longtemps suspects, meurt en deux mois, après deux tentatives rendues infructueuses par l'intolérance d'un organisme délabré qui s'écroule, plus encore que par des difficultés qui, chez tout autre malade, eussent été certainement surmontées.

2° Voinot, vieillard de 75 ans, cachectique, sujet depuis quatorze ans aux rétentions d'urine, obligé depuis deux ans de se sonder tous les jours, meurt également après quelques tentatives sans résultat. Ces quelques essais ne jouèrent même aucun rôle dans le dénoûment, puisque le malade ne mourut que sept mois après la dernière tentative, sans accident nouveau, sans redoublement subit dans les symptômes, mais par l'aggravation lente et continue des phénomènes.

3° Bonnelle, âgé de 75 ans, souffre depuis 8 ans de son calcul. Chez ce malade, les organes urinaires ne présentent pas de lésion apparente; des difficultés matérielles assez sérieuses mais non insurmontables, la présence d'une pierre volumineuse à l'entrée même du col, rendent seules la lithotritie douteuse. Deux premières tentatives, d'ailleurs très-courtes et bien tolérées, restent infructueuses. À la suite d'une troisième, pratiquée dans les mêmes conditions, la fièvre s'allume, les urines deviennent fétides, la vessie est très-douloureuse, des phénomènes généraux apparaissent et s'aggravent rapidement et le malade meurt en quelques jours d'une cystite aiguë.

4° Huet présente une observation analogue : la lithotritie, commencée avec quelque apparence de succès, est brusquement interrompue par l'explosion de ces accidents formidables qui longtemps encore peut-être déjoueront toute l'habileté et toute la prudence du chirurgien.

5° Blondel, âgé de 60 ans, se présente d'abord dans les

conditions les plus favorables au traitement par la lithotritie. Les premières séances sont très-bien supportées ; la pierre de grosseur moyenne, mais assez dure, est broyée sans beaucoup de peine, il ne reste plus qu'à écraser les fragments. Mais une complication sérieuse vient enrayer ce succès déjà presque assuré ; des fragments s'engagent au col avec la plus grande facilité, amènent de la cystite et de la fièvre. Dès lors les séances sont mal supportées ; malgré le traitement de l'inflammation vésicale, il est bientôt démontré que la continuation de la lithotritie est impossible, et qu'il faut absolument terminer d'un seul coup. On procède à la taille, et le malade meurt peu après.

6° Gautier, âgé de 58 ans, arrive à l'hôpital œdématié, dans un état déplorable. Il était condamné à mourir dans un bref délai. Certes, voilà un cas où l'opération fut entreprise dans les conditions les plus mauvaises. Cependant, comme les difficultés matérielles ne paraissaient pas insurmontables, comme l'état du malade était trop compromis pour qu'on n'eût pas le droit de courir la chance d'une tentative même hasardeuse, M. Guyon, sans souci de la statistique, n'hésite pas à essayer la lithotritie. Dans 2 séances, la pierre fut broyée et mise en morceaux.

Tel est le résumé des six cas de mort relevés dans notre tableau. Mais supposons un instant que nous calculions pour notre statistique, comme Thompson prétend calculer pour la sienne, et que nous défalquions du chiffre des morts les cas où la terminaison fatale a été surtout la conséquence des lésions antérieures. Il est évident qu'avec cette manière de procéder nous aurions le droit de retrancher trois cas du passif de la lithotritie, ceux de Courseaux, de Voinot et de Gautier, où l'on peut dire tout au plus que la lithotritie n'a pas empêché les lésions de suivre leur cours, de sorte que trois morts seulement, celles de Huet, de Bonnelle et de Blondel, resteraient à son passif. Il est à peine besoin d'insister sur les objections légitimes qu'on ne manquerait pas d'élever contre une pareille statistique.

En parcourant le résumé des 191 observations comptées par Thompson au chiffre des guérisons, nous en avons trouvé trois qui ne nous ont pas paru occuper dans sa statistique la place qui leur convient. 1° Dans l'observation n° 9, il s'agit d'un calculeux qui, après 5 séances de lithotritie, est renvoyé chez lui comme guéri ; mais, quinze jours à peine après l'opération, surviennent des phénomènes graves qui l'enlèvent rapidement. A l'autopsie, on trouve dans le rein droit un calcul de la grosseur d'une noisette, et *dans le rein gauche un vaste abcès*. Quelle avait été la part de la lithotritie dans la production de cet abcès, cause évidente de la mort ? Il est évident que l'opération pouvait être assez justement incriminée pour que cette observation figurât non au chiffre des succès mais à celui des revers.

2° L'observation n° 140 est également assez compromettante : il s'agit d'un jeune homme atteint d'une maladie avancée des reins, coïncidant avec un gros calcul phosphatique de la vessie. Thompson n'osa le tailler, vu la gravité de son état général ; il entreprit la lithotritie, mais le malade ne put supporter plus de deux séances, d'ailleurs insuffisantes, et il mourut en une vingtaine de jours, avec néphrite chronique, abcès du rein, et cystite chronique, constatés à l'autopsie.

3° Dans l'observation n° 140, le calculeux âgé de 72 ans supporte difficilement 5 séances, elles le fatiguent et sont même suivies de quelques phénomènes cérébraux. Enfin des symptômes d'hémorrhagie cérébrale éclatent, et le malade meurt rapidement. Thompson lui-même ne nie pas que la lithotritie n'ait hâté la marche des accidents, par la fatigue qu'elle imposait au malade.

Si nous comptons pour la statistique de Thompson avec la même sévérité que pour la nôtre, c'est donc plus de treize cas, mais bien seize cas de mort qu'il conviendrait d'admettre au passif de la lithotritie, ce qui élève à 7,8 0/0 le chiffre de la mortalité dans son tableau.

Il semble que nous prenions à tâche d'assombrir ainsi le tableau de la lithotritie ; il n'en est rien ; nous avons cru mieux faire pour sa cause, en mettant notre statistique à l'abri de toute objection. Et si nous avons contrôlé avec tant de sévérité la statistique de Thompson, c'est qu'il fallait bien, pour la comparaison, calculer avec les mêmes données. Thompson a-t-il raison de ne pas rendre la lithotritie responsable de certains revers ? Certes, ce n'est pas nous qui lui en ferons un reproche, et quand il s'agira de juger la méthode et de tirer des faits les conclusions véritables, nous n'hésiterons pas à décharger la lithotritie de bien des insuccès que nous inscrivons dans la statistique. Mais, en ce moment, il ne s'agit que de cette dernière, et il importe avant tout de l'éblir avec une telle sévérité que le critique le plus difficile n'y trouve rien à dire.

Nous avons comparé les deux statistiques au point de vue de la mortalité : il conviendrait d'achever la comparaison en mettant en regard le reste des résultats. Mais ici, nous devons le déclarer, le parallèle n'est plus possible. Tandis que, dans le tableau de Thompson, il n'y a que des succès inscrits, à côté des revers ; pour le nôtre au contraire, il s'est rencontré certains cas, d'une classification douteuse, qui ont nécessité la création d'une colonne intermédiaire. En effet, dans un des trois cas où les essais de lithotritie, restés infructueux, ont été suivis de la taille, le calculeux a guéri (cas de Lebègue.) Nous avons bien placé les deux autres cas au chiffre des revers, mais nous ne pouvions classer ce dernier ni parmi les revers ni parmi les succès. Dans un cas, le malade, en pleine voie de guérison, après cinq séances fructueuses et admirablement supportées, mourut subitement d'hémorrhagie cérébrale. L'autopsie démontra l'intégrité absolue des reins, et de la vessie qui contenait encore deux petits fragments. Nous n'avons pas pensé un seul instant à enregistrer cette observation parmi les cas de mort par la lithotritie, mais nous avons le scrupule de ne pas la classer parmi les succès.

Enfin, quatre calculeux sont partis de l'hôpital, avant l'achèvement complet de la lithotritie, ou après des tentatives qui étaient restées infructueuses. Nous avons également rangé ces derniers dans la série des cas douteux.

Cette série n'existe pas dans la statistique de Thompson. Il est vrai qu'il a pris soin, dans le préambule qui précède son tableau, de prévenir l'objection. « Jamais, dit-il, je n'ai terminé par la taille un traitement commencé par la lithotritie ; » et quelques lignes plus loin : « Je n'ai jamais laissé incomplète ou inachevée une opération commencée, chose qui s'est faite à Paris, quand on se trouve en présence de grandes difficultés ou de dangers imminents..... Envoyer dans de telles circonstances un malade à la campagne, ne peut être que dangereux ou même fatal... Il nous semble tout à fait blâmable, bien qu'on agisse évidemment ainsi à Paris, de renvoyer un malade avant la fin du traitement, et de lui refuser un soulagement qu'il est en droit d'espérer. Une telle manière de faire est tout à fait inconnue des chirurgiens anglais. »

Ce passage du livre de Thompson contient une prétention ontrée, et un reproche injuste, que nous nous réservons de discuter plus tard.

Pour ce qui est des cas où la taille est nécessaire pour compléter la lithotritie, Thompson avoue lui-même qu'il fit une fois exception à cette règle. Ce fut à propos d'un malade cité en notes au bas de la page 708, mais nullement compris dans la statistique. Celui-ci, après cinq séances de lithotritie, fut *envoyé à la campagne* pour reprendre des forces. Il y prit, à la suite d'un refroidissement, un phlegmon du scrotum, du périnée et des parois abdominales ; et Thompson pratiqua la taille, qui d'ailleurs réussit.

Ce fut le seul cas de ce genre ; il est vrai qu'il ne figure pas dans la statistique. Le chirurgien anglais donne d'ailleurs à entendre que c'est grâce au soin qu'il prenait d'établir un diagnostic précis avant toute intervention, qu'il n'a pas eu plus souvent besoin de modifier son traitement.

Nous aurons à examiner, dans un prochain chapitre, si cette précision est toujours réalisable, et si, dans certaines circonstances, le chirurgien ne peut se trouver entraîné à entreprendre une lithotritie qu'il sera obligé de suspendre plus tard.

Quant au reproche qu'il adresse aux chirurgiens de Paris de laisser inachevées des opérations de lithotritie, nous devons nous y arrêter un instant; nous y reviendrons d'ailleurs au chapitre des indications. Tout d'abord, il est des cas où ce n'est pas le chirurgien qui abandonne le malade, mais le malade qui abandonne le chirurgien. Il en fut ainsi en particulier pour Millardet, lequel, après un commencement d'opération, refusa absolument de se soumettre à de nouvelles séances, et partit ainsi, sans complication d'ailleurs, en bon état, mais en somme non complétement lithotritié. Jayant partit de même, à la suite d'une orchite légère, conservant seulement un fragment dans la vessie. Peaucelle avait été entrepris dans des conditions mauvaises. Peut-être eût-on mieux fait de pratiquer immédiatement la taille. La lithotritie amena de la fièvre, des orchites, etc. Elle put néanmoins être menée presque jusqu'au bout ; mais l'engagement de fragments au col, avec apparition de phénomènes généraux sérieux, décidèrent le chirurgien à proposer la taille : le malade s'y refusa alors et demanda sa sortie. Ce fut en somme un cas malheureux, pour lequel, comme nous le verrons plus loin, il faut tenir compte des dates (1868).

Il reste un cas, celui de Drouart. Ce malade après quelques essais qui n'aboutirent qu'à enlever un peu de l'écorce molle du calcul, fut renvoyé à la campagne, près de Paris. Les manœuvres de lithotritie étaient mal supportées; la pierre était grosse et mal placée. On pensa que la taille serait peut-être préférable, une fois

que le malade aurait repris des forces : il demanda à retourner chez lui, à la campagne, où il pouvait trouver
des conditions de séjour bien plus avantageuses qu'à l'hô
pital. On le laissa donc partir, car les complications s'é
taient apaisées, et il n'y avait pas d'accident menaçant. Il
ne reparut plus.

Dans ce cas, on le voit, c'est à peine si l'on peut dire
que la lithotritie fut commencée. Peut-être même eût-il
été préférable de ne pas compter ce fait parmi nos observations de lithotritie, puisque réellement il n'y a pas eu
d'opération. Peut-être certains statisticiens pratiquent-ils
cette abstention. Mais comme la lithotritie avait été réellement préméditée et entreprise ; comme ces tentatives pou-
vaient par elles-mêmes déterminer des accidents, il nous
a semblé qu'il valait mieux faire figurer ce cas dans notre
tableau, bien qu'il ne soit pas à l'avantage de la lithotritie.
Notre but d'ailleurs, il ne faut pas l'oublier, n'a jamais été
d'établir que la lithotritie doit être toujours et quand même
pratiquée, mais bien de rechercher, à l'aide de nos observations, quand et comment elle doit intervenir.

CHAPITRE VII

COMPARAISON DE LA LITHOTRITIE ET DE LA TAILLE, AU
POINT DE VUE STATISTIQUE.

Le tableau que nous avons présenté des résultats de la lithotritie, ne donnerait de cette opération qu'une notion incomplète, si nous ne le comparions maintenant à la statistique de la taille, pratiquée dans le même milieu et par le même chirurgien. Nous n'avons compté dans notre statistique de la lithotritie qu'un seul cas chez un enfant; nous aurons plus tard à indiquer dans quelles circonstances exceptionnelles la lithotritie peut être appliquée au traitement des calculs dans le jeune âge. La taille est alors généralement indiquée, et donne les plus beaux résultats. Comme ce n'est point ce côté de la question qui est en discussion dans ce travail, comme nous voulons seulement établir que la lithotritie, chez les adultes, doit être la règle, et la taille l'exception, il est juste que notre comparaison porte seulement sur des calculeux adultes. On pourrait objecter que la taille n'a été appliquée qu'aux cas les plus graves : il est vrai que dans certaines observations la taille n'a été tentée qu'en dernier ressort, alors que la lithotritie avait échoué. Mais nous avons vu plus haut que nous n'avions pas hésité à porter les revers ainsi éprouvés au passif de la lithotritie et non de la taille. Nous n'avons donc pas à craindre une pareille objection. Quant aux autres cas de taille chez l'adulte, sur lesquels va porter le parallèle, l'opération n'a été résolue que par suite d'obstacles matériels apportés à la lithotritie, et non à cause d'un état général plus grave. Au contraire, la gravité de l'état général a paru plutôt une contre-indication, qui faisait reculer devant l'intervention par la taille. Le sens de notre comparaison est donc bien précisé : nous avons donné les résultats statistiques de la lithotritie ; nous allons établir maintenant le bilan de la taille, pratiquée dans les conditions où elle était indiquée. Abstraction faite des trois cas ou la taille succéda à un commencement de lithotritie, il reste à signaler 12 calculeux opérés par la taille, à l'hôpital Necker, de 1868 à 1876.

1° Fabre, âgé de 15 ans, présente une pierre d'au moins 3 c., à noyau dur. Il est opéré heureusement par la taille.

2° et 3° Hervieu et Besson, 18 ans ; calcul trop dur chez l'un, trop volumineux chez l'autre, pour être broyé ; taille et guérison.

4° Peyronin, 26 ans, présente un vice de conformation de l'urèthre qui rend impossible l'introduction du lithotriteur (épispadias congénital) ; il est taillé et guérit.

5° Remillion, 29 ans : cystite chronique ; calcul gros et dur ; vessie tellement irritable et contractile que l'explorateur est saisi et n'est retiré qu'avec peine ; taille et guérison.

6° Judon, 35 ans : pierre trop volumineuse pour la lithotritie ; taille et guérison.

7° Meunier, 45 ans : malgré quelques difficultés de cathétérisme et la présence d'une pierre assez dure et d'un certain volume, la lithotritie était indiquée. Mais ce malade présentait une intelligence si bornée, il était tellement indocile, qu'on n'osa pas s'engager avec lui dans une opération où l'aide du patient est si indispensable, surtout quand le traitement doit être d'une certaine durée. On pratiqua la taille : guérison, mais après un érysipèle grave.

8° Raisin, 33 ans : calculs phosphatiques dans la vessie, et dans le canal, dont la portion cervicale est tellement remplie que le bec de la sonde peut seul pénétrer ; taille et guérison.

9° Pruveau, 52 ans : santé délabrée, pneumonie intercurrente. Des obstacles à peu près insurmontables, volume et position de la pierre cachée derrière le col, s'opposent à la lithotritie. On pratique la taille : mort.

10° Constant, 55 ans ; rétrécissement de l'urèthre ; impossibilité d'introduire un lithotriteur. Opération de la taille : mort.

11° Margueritot, 60 ans. Difficultés spéciales de cathétérisme ; le lithotriteur ne peut être introduit; plusieurs tentatives sont ainsi faites, sans d'ailleurs amener aucun accident ; calcul volumineux : taille et mort.

12° Marnot, 43 ans ; rétrécissement uréthral ; concrétions phosphatiques dans la région prostatique de l'urèthre et dans la vessie. Taille et récidive au bout d'un an, guérie cette fois par la lithotritie devenue possible.

Les conclusions à tirer de ces résultats sont assez évidentes. Sur ces 12 cas de taille, il y a eu 3 morts. Il est vrai qu'un des revers (observation de Pruveau), ne devrait guère être porté au passif de l'opération. Néanmoins il reste encore 2 cas sur 12, ce qui donne une proportion peu encourageante de 18 p. 100. Et cependant, quelle différence, au point de vue des conditions générales, entre ces calculeux opérés par la taille et ceux qui ont été soumis à la lithotritie ! Un seul des premiers a atteint 60 ans ; 3 ont moins de 20, et devraient plutôt rentrer dans cette classe de calculeux chez lesquels la taille est la règle, et qu'à ce titre nous avions le droit d'exclure de notre tableau. Dira-t-on pour les autres que l'état de santé, que les lésions antérieures étaient plus graves que chez les malades lithotritiés ? Cette objection ne peut être soutenue en présence des faits que nous venons de signaler ; sauf dans le cas de Pruveau, l'état général des autres calculeux, et en particulier des deux qui ont succombé après la taille, n'était ni plus ni moins grave qu'il l'est d'ordinaire dans ce genre d'affection; des obstacles matériels s'opposaient seuls à la lithotritie.

Le parallèle que nous venons d'établir prouve donc,

sans conteste, que chez l'adulte la lithotritie est moins
dangereuse que la taille, et qu'elle doit toujours être préférée, à moins des contre-indications que nous avons
déjà entrevues, et que nous étudierons plus complète-
ment dans un prochain chapitre.

Nous avons tenu à comparer ces résultats avec ceux
qu'à donnés la taille dans d'autres pays et entre les mains
d'autres chirurgiens. Thompson a recueilli tous les faits
observés en Angleterre, dans la pratique hospitalière des
chirurgiens les plus autorisés. Cette statistique est établie
pour la taille dans les conditions les plus avantageuses
car les faits qui la composent appartiennent à des opérateurs qui, pour la plupart, ne pratiquaient guère que la
taille. Elle peut donc fournir, sur les résultats de cette
méthode, les données les plus précises. Sur un ensemble
de 1827 cas ainsi recueillis, il y a un chiffre de 229 décès,
ce qui donne une mortalité de un huitième. Mais il faut
remarquer que plus de la moitié de ces opérés avaient
moins de 16 ans, et que, pour ce premier groupe, la mortalité n'a atteint que le chiffre de un quinzième ; tandis
que, pour le deuxième groupe, comprenant les adultes,
il y a eu au moins 1 décès pour 5 opérations. Ce qui donne
une mortalité de 20 p. 100 pour le goupe que nous avons
justement en vue. On voit que ces résultats concordent
pleinement avec les nôtres.

Il nous reste encore, pour achever la comparaison, à
étudier une question secondaire. On a reproché à la lithotritie de rester quelquefois insuffisante, et d'exposer
aux récidives. Pour ce qui est des récidives réelles et de
toutes pièces, il est bien certain que la taille n'en affran-
chit pas plus que la lithotritie, et nos chiffres nous le
prouvent encore : sur tous les calculeux traités par la lithotritie, il n'y a eu que cinq récidives. Des calculeux
soumis à la taille : l'un, Marnot, dont nous avons déjà
rapporté l'observation, dut être lithotrité quelques mois
après ; l'autre, Labègue, avait été déjà taillé dans son en-

fance, et le fut une seconde fois à l'âge de 26 ans, après quelques tentatives infructueuses de lithotritie.

Quant au reproche adressé à la lithotritie de mal débarrasser la vessie dans bien des cas, et d'y laisser quelque débris qui sera le noyau d'un nouveau calcul, nous devons déclarer qu'il est absolument injuste. Tous les hommes qui se sont occupés de cette opération savent très-bien qu'on arrive à reconnaître, avec la plus grande précision, si la vessie est complétement vide de calculs. Nous avons indiqué à un autre passage comment on faisait ce diagnostic, et comment on pouvait acquérir le degré de certitude le plus absolu. Est-il possible, à la rigueur, que, dans certaines conditions exceptionnelles, un fragment reste ignoré ? Sans doute, toute règle a ses exceptions qui la confirment ; mais, nous le répétons, dans l'immense majorité des cas il n'y a pas d'erreur possible, et le nombre si restreint des observations où cette circonstance se rencontre peut-être est bien la preuve de ce que nous avançons.

Nous avons dit que deux calculeux avaient été opérés par la lithotritie périnéale. Tous deux guérirent, mais après des accidents très-graves. Ces résultats n'encouragèrent pas de nouvelles tentatives. D'ailleurs il serait prématuré de se prononcer sur la valeur de cette méthode. Tout ce que nous dirons, c'est qu'elle ne saurait être substituée à la lithotritie ordinaire, car elle ne répond pas aux mêmes indications. Elle serait plutôt à ce point de vue comparable à la taille, et c'est en effet dans les circonstances où la taille pouvait être choisie, que la lithotritie périnéale fut entreprise, un peu à titre d'essai, à l'hôpital Necker.

Quant aux dix malades qui restèrent non opérés, nous devons indiquer quelle fut la cause de la non-intervention.

Quatre d'entre eux, chez lesquels la taille était indiquée, refusèrent de s'y soumettre et quittèrent l'hôpital.

Quatre autres étaient arrivés à une période si avancée de la cachexie calculeuse, qu'ils moururent peu après leur admission, sans qu'on eût même pu déterminer le mode d'intervention.

Un mourut d'accidents survenus à la suite de la seule exploration.

Chez le dernier enfin, l'affection calculeuse étant compliquée d'un rétrécissement organique très-serré, et la pierre étant présumée très-dure et volumineuse, on décida de pratiquer l'uréthrotomie interne et de la faire suivre immédiatement de la taille. Le malade mourut presque subitement, l'avant-veille du jour fixé pour l'opération, d'une perforation spontanée de la vessie.

Mais ce tableau serait encore insuffisant, malgré les explications nombreuses qui l'ont accompagné, si nous ne le faisions suivre d'une nouvelle étude. Nous avons comparé les faits dans leur ensemble, pendant une période déterminée d'années. Il importe maintenant, qu'entrant plus avant dans le détail, nous tenions compte des dates. Après cette statistique générale, nous nous proposons de rendre à chaque année ce qui lui appartient, et de rechercher si la comparaison des années ne nous apprend pas aussi quelque chose.

En 1868, M. Guyon entrait à l'hôpital Necker, et commençait seulement alors sa longue pratique des maladies calculeuses. Quel que soit le talent d'un chirurgien, quelles que soient ses aptitudes, il est de toute évidence qu'il est appelé à se perfectionner à mesure que sa pratique s'accroit. Non pas qu'il soit dans notre pensée de reproduire cette critique de Civiale, qui prétendait, avec trop d'insistance et trop d'orgueil que la lithotritie n'était bien connue qu'à l'hôpital Necker. S'il est vrai que sa longue expérience devait lui donner, dans cette branche de la chirurgie, une supériorité incontestable, il n'en avait pas moins le tort de le faire trop souvent sentir, et de vouloir placer la lithotritie à des hauteurs inaccessibles. Mais ce qu'on ne peut nier, c'est qu'une longue série de faits, c'est que l'observation fréquente des mêmes affections et la répétition des mêmes opérations dans un milieu déterminé, ne soient fertiles en enseignements, pour qui veut s'instruire et se perfectionner.

C'est du moins ce qui résulte du contrôle des faits que nous avons recueillis.

On peut diviser en 2 périodes bien distinctes ce laps de neuf années. Dans une 1re période, comprise entre 1868 et 1872, nous trouvons inscrits 5 cas de mort (Courseaux, Huet 1869, Bonnelle, Voinot, Blondel 1872), et 2 des cas d'essais infructueux ou de guérison mal assurée (Peaucelle, Jayant 1868). Cette 1re période elle-même pourrait être subdivisée : c'est dans les deux premières années que se rencontrent ces deux cas de demi-insuccès ; en 1868, pas de cas de mort, en 1869, 2 cas de mort, et les 3 autres en 1872. En effet, il y a là une gradation évidente : au début, le chirurgien ne se risque pas encore aux tentatives hardies ; il ne s'expose pas aux revers complets ; puis, à mesure que, la pratique de ces affections augmente sa hardiesse, il s'attaque à des cas plus graves, et dès lors, avec le nombre de ses opérés, il voit croître le nombre des revers.

Dans une 2e période, de 1872 à 1876, la statistique est complétement modifiée ; un plus grand nombre de calculeux arrivent à l'hôpital dans cette nouvelle période, de 4 années, nous comptons plus de malades et plus d'opérations que dans la première période qui comprenait 5 années ; mais l'expérience est acquise ; le chirurgien précise mieux les indications, règle mieux ses entreprises ; quoiqu'il ose intervenir dans les cas les plus compromettants, le chiffre des succès augmente dans une proportion considérable ; il ne reste plus qu'un cas de mort à signaler pour cette dernière période. Chose remarquable encore, le nombre des tailles est presque le même ; il y a eu 7 tailles de 1868 à 1872, il y en a 8 de 1872 à 1876 ; de sorte que c'est surtout sur le chiffre des lithotrities qu'a porté l'augmentation de nombre des opérations.

Nous n'insistons pas sur les enseignements qu'il convient de tirer de cette étude détaillée.

TROISIÈME PARTIE

INTERPRÉTATION DES RÉSULTATS
ET CONCLUSIONS

CHAPITRE IX

INDICATIONS ET CONTRE-INDICATIONS DE LA LITHOTRITIE

Influence de l'état local sur les indications
de la méthode.

Le chapitre des indications et des contre-indications de
la lithotritie devait être le dernier ; car il est le résumé et
comme la conclusion de tout notre travail. Nous avons
étudié la pratique de la lithotritie, son manuel opératoire
et ses résultats. Il nous reste maintenant à juger la méthode, et à établir, à l'aide des faits acquis, ce qu'elle vaut
aujourd'hui et ce qu'elle pourra valoir un jour.

L'étude des indications de la lithotritie est toute mo-
derne, et il devait en être ainsi. La première préoccupa-
tion des chirurgiens fut surtout de créer son arsenal et de
perfectionner ses armes : il fallait évidemment qu'elle fût

praticable et à la portée de tous, pour qu'on pût juger de sa valeur réelle, et entrevoir son champ d'action. Aujourd'hui les instruments et leur maniement ont acquis assez de précision et de sûreté pour qu'il soit dès lors possible de rendre ce qui leur est dû à l'opération et à la méthode et d'établir sur des données positives, comment et dans quelles circonstances il convient de choisir ou de rejeter ce genre d'intervention.

Dans le choix d'un procédé, les indications résultent toujours de la connaissance de ses avantages, qui sont absolus ou relatifs : les contre-indications sont formelles, si le procédé est impraticable. Elles ne sont que relatives, s'il présente certains inconvénients ou certains dangers, ou si un autre procédé présente plus d'avantages. C'est ainsi qu'il convient en particulier d'étudier pour la lithotritie la question de l'intervention.

A côté de la lithotritie existe une autre méthode de traitement des calculeux, la taille plus ancienne, et que sa rivale n'a pas encore détrônée. La taille, comme la lithotritie a ses inconvénients et ses avantages ; si depuis tant d'années les chirurgiens ont cherché à remplacer la taille par une méthode nouvelle, c'est qu'apparemment ils en sentaient la nécessité ; c'est que, d'une façon absolue, ses inconvénients leur paraissaient l'emporter sur ses avantages. En effet, si par cette opération, le chirurgien a l'espoir de débarrasser d'un seul coup la vessie du calculeux, il est bien connu que ce bénéfice est singulièrement diminué par tous les dangers et tous les risques encourus. Thompson a relevé l'une après l'autre toutes les causes de mort par la taille : il n'en signale pas moins de sept, qui sont les suivantes :

Inflammation des parties molles.
Infiltration d'urine.
Phlegmon péri-vésical.
Phlébite et infection purulente.
Choc.

Hémorrhagie et épuisement.
Tétanos.

Nous n'avons pas à discuter en détail chacun de ces chefs d'accusation : leur énumération d'ailleurs est bien en rapport avec ce qu'on pouvait prévoir. En effet il est bien certain que la taille expose à tous les accidents des opérations sanglantes, avec la circonstance aggravante qui résulte du siége même de cette opération et de l'organe qu'elle intéresse.

Thompson passe ensuite en revue les accidents plus ou moins graves, mais non mortels, auxquels elle expose, et il note en conséquence :

Les hémorrhagies secondaires.
Les fistules ordinaires.
L'impuissance (par section ou contusion des canaux éjaculateurs.)
L'incontinence d'urines.

Enfin, en dehors même de toutes ses complications, la taille peut rencontrer des obstacles matériels plus ou moins sérieux, tels que la rigidité du col vésical,
Le volume de la pierre,
Son adhérence.

Dans certains cas, un fragment, si la pierre est friable, un calcul, si la pierre est multiple, peut être oublié dans la vessie, et l'opération restant incomplète n'a même plus les avantages de la guérison radicale.

A cette énumération, nous pourrions encore ajouter les accidents dus à l'anesthésie, laquelle est évidemment plus nécessaire dans la pratique de la taille que dans celle de la lithotritie.

Établissons maintenant le parallèle avec la lithotritie,

Le but de la lithotritie est de débarrasser la vessie calculeuse par les voies naturelles. Comparée à la taille, c'est vraiment une méthode conservatrice. C'est une opération sans bistouri, sans hémorrhagie, sans lésion des parties molles. On ne va plus à la pierre par un chemin artificiel, mais par la route ordinaire, plus longue sans doute, mais aussi, toute frayée. Ce n'est plus une opération, comme on l'entend généralement, avec tout son appareil, ses aides et ses accessoires, mais une série de manœuvres précédées de soins préliminaires, suivies de soins consécutifs, et que le chirurgien peut pratiquer tout seul.

Il est vrai que la taille se fait en une seule fois, et guérit d'un seul coup; la lithotritie, au contraire, se compose de plusieurs séances successives, dont chacune n'est qu'une partie de l'opération tout entière. Mais ce fractionnement même de la lithotritie constitue un de ses plus précieux avantages. Si des difficultés imprévues surgissent, l'opérateur peut s'arrêter, suspendre son travail, le remettre à une époque plus éloignée, attendre et préparer des circonstances plus favorables. Il n'en est plus de même pour la taille : une fois qu'elle a été entreprise, elle doit être menée jusqu'au bout; et si des raisons impérieuses obligent le chirurgien à s'arrêter, l'échec est complet, définitif; et l'opéré reste avec sa pierre et une lésion de plus.

Jugée en elle-même, la lithotritie est donc supérieure à la taille ; et l'on peut dire, que d'une façon absolue, elle doit lui être préférée. Il en résulte que nous n'avons plus actuellement à rechercher quelles sont les indications de a lithotritie, mais seulement quelles en sont les contre-ndications, car il est évident qu'elle devra toujours être pratiquée, à moins de circonstances spéciales que nous allons maintenant examiner.

Il nous reste donc à étudier la taille et la lithotritie dans leurs relations avec les influences qui peuvent modifier leurs résultats, c'est-à-dire en tenant compte de toutes les circonstances qui les entourent. Cette étude se résume dans la question suivante : étant donné un cas déterminé, quelle est la valeur de la taille, quelle est la valeur de la lithotritie ?

Nous avons déjà dit plus haut que, si l'on met de côté les conditions étrangères au malade, et dépendantes seulement de l'opérateur, trois influences bien distinctes doivent être prises en considération, dans la détermination et le choix de l'intervention : l'état général du calculeux, l'état local de ses organes urinaires, les qualités de sa pierre. Toutes les indications de la taille, toutes les contre-indications de la lithotritie sont nécessairement contenues dans ces trois groupes de circonstances que nous allons successivement étudier à ce point de vue.

Du temps où l'on employait les instruments à percussion, il devait se rencontrer bien peu de pierres qui ne pussent être attaquées et morcelées ; sans doute alors l'opération était souvent accompagnée d'un fracas redoutable, et des lésions graves témoignaient de cette lutte violente qu'avait nécessitée le broiement d'un calcul trop résistant. Aujourd'hui, les lithotriteurs ne sont plus construits pour un déploiement de forces aussi excessif ; ils sont capables de briser des pierres très-dures, mais ils ne sauraient dépasser un certain degré de résistance, et cette impuissance relative est un gage de leur sécurité. Il est donc des calculs qui échappent à l'action de la lithotritie. Dans ces cas, la contre-indication est absolue, puisque le mode d'intervention, avec nos moyens actuels, serait fatalement condamné à l'impuissance. D'ailleurs, dans des circonstances pareilles, le volume de la pierre, au point de vue de la contre-indication, est d'une importance secondaire ; même de dimensions relativement minimes, elle n'en restera pas moins inattaquable, et du moment qu'elle ne sera pas assez exiguë pour pouvoir être amenée intacte au dehors par les voies naturelles, force sera au chirurgien de lui créer une issue artificielle. C'est surtout parmi les calculs d'oxalate de chaux, qu'on trouve de ces pierres si dures ; mais il est bien certain que des calculs oxaliques, dans bien des circonstances, peuvent être broyés ; et que d'autres, n'ayant pas cette composition, peuvent rester inattaquables ; de sorte que la nature du calcul, en admettant qu'on ait pu la déterminer d'avance, n'est pas une preuve absolue de sa résistance à la lithotritie. En outre, les pierres ont souvent une composition complexe, où prédomine sans doute un élément, mais où le mélange d'autres matériaux peuvent changer le degré de cohésion. Aussi, voyons-nous dans nos observations figurer 4 cas où des calculs, composés en totalité ou en partie d'oxalates, furent heureusement entrepris par la lithotritie. Chez Barré, la pierre, composée exclusivement d'oxalate de chaux, mesurait 6 millim. ; chez Freven, elle mesurait 1 cent. ; chez Guilbodeau, elle mesurait 3 cent. dans son plus grand diamètre, et donna à l'analyse chimique de l'acide urique, de l'oxalate de chaux, du fer, et quelques autres principes ; chez Goulut, le calcul, gros de 2 cent. et demi, était composé d'oxalates et d'urates. Dans tous ces cas, la pierre présenta une certaine résistance, mais qui ne dépassait pas les limites d'une action prudente. Il est à remarquer aussi que les deux pierres constituées par de l'oxalate pur, et sans doute les plus dures, étaient aussi les plus petites ; que les deux autres, au contraire, de composition complexe, présentaient des dimensions plus considérables.

Cette remarque nous conduit à examiner l'importance du volume dans le choix de l'intervention. Pour qu'une pierre soit utilement attaquée par le lithotriteur, il faut qu'elle puisse être suffisamment contenue entre ses mors, et que par conséquent elle ne dépasse pas certaines dimensions. Sans doute, cet écartement des mors est en quelque sorte sans limites ; mais outre que le développement de l'instrument pourrait devenir dangereux pour les parois de la vessie, il est incontestable que la puissance du lithotriteur diminue à mesure que les deux branches s'éloignent. En effet, la pierre, très-volumineuse, est alors pincée plutôt que saisie ; mal contenue entre les mors, elle glisse et s'échappe, pour peu qu'elle soit résistante, et la lithotritie devient alors impossible ou du moins impraticable. Un écartement de plus de 4 cent. est déjà considérable pour une pierre un peu dure ; souvent alors, le lithotriteur écorne seulement la pierre, ou ne broie que son écorce, fréquemment plus molle, mais n'arrive pas ou n'arrive que bien difficilement à la serrer dans son plein et à la morceler réellement (cas de Drouard et de Voinot). Cependant, chez plusieurs de nos opérés, des calculs de 4 cent. au moins purent être broyés, malgré une dureté considérable ; il en fut ainsi chez Delmas, Jussier, Arnoult. Si le calcul est très-mou, il est évident que ses dimensions ont une importance bien moindre ; alors en effet, une préhension même incomplète peut l'entamer ; et la plupart des auteurs citent des cas où des pierres furent broyées heureusement, malgré 6 et même 7 cent. de diamètre.

La forme du calcul n'est pas non plus indifférente. Un calcul allongé, alors même qu'il a un grand diamètre considérable, doit être considéré pour la lithotritie, au point de vue de son petit diamètre, puisqu'il sera le plus souvent possible de l'attaquer dans ce sens. Les calculs aplatis, en forme de disque, offrent souvent des difficultés sérieuses, mais ne doivent pas cependant être regardés comme hors d'atteintes. Les calculs sphériques fournissent certainement à la lithotritie le plus grand grand nombre de ses échecs opératoires. En effet, cette forme est généralement associée à une dureté considérable ; c'est elle qu'affectent le plus souvent les pierres murales, qui doivent ce nom aux aspérités dont la surface du calcul est recouverte, et sur lesquelles s'émoussent les mors des plus puissants lithotriteurs.

La position de la pierre, dans la vessie, peut être aussi une contre-indication absolue, quoique relativement rare. Ces cas peuvent se présenter, comme nous l'avons dit précédemment, quand le calcul est logé dans une anfractuosité profonde, quand il est intimement adhérent à la pa-

8

roi vésicale, et surtout dans les cas d'enclavement au-
dessus du col. Il est aussi des calculs qui opposent à la
lithotritie des difficultés quelquefois insurmontables ;
c'est quand ils se tiennent à l'entrée même du col vésical,
fermant ainsi le passage à l'instrument, qui les rencontre
constamment sur son chemin, et ne peut les écarter pour
ouvrir ses mors et les saisir. Il en était ainsi dans le cas
de Bonnelle, chez lequel trois séances restèrent de cette
façon infructueuses. Chez Drouard, l'enclavement de la
pierre au-dessus du col fut une des raisons qui firent renoncer à l'opération ; chez Courseaux, la pierre était
aussi enclavée, mais put être dégagée par quelques in.
jections. Il est à remarquer, d'ailleurs, que ces positions
vicieuses coïncident toujours et nécessairement avec des
dimensions considérables, de sorte que ces deux conditions ajoutent leurs difficultés.

L'importance de tous ces éléments d'insuccès est donc
de premier ordre, et le chirurgien, avant de choisir son
intervention, doit rechercher et connaître autant que possible les qualités de la pierre qu'il se propose d'attaquer.
C'est avec raison que Thompson insiste sur la nécessité
de ce diagnostic, afin que l'opérateur ne soit pas exposé
à entreprendre une lithotritie qu'il ne pourra mener jusqu'au bout, et qu'il devra un jour abandonner ou compléter par la taille. Mais s'il est possible, dans la plupart des cas, par les procédés ordinaires d'exploration,
d'apprécier avec une certaine exactitude toutes les données nécessaires à une bonne entreprise, dans quelques
cas aussi, cette appréciation reste plus obscure. Que
faut-il faire alors ? On sait qu'il y a une pierre, et que sa
présence compromet la santé et même la vie du malade ;
cette pierre existe depuis un certain temps déjà ; elle doit
être volumineuse, mais ses dimensions n'ont pu être cal-
culées exactement ; sa forme est mal déterminée ; peut-
être a-t-elle un petit diamètre, qui permettrait de la saisir
plus facilement. Elle est dure, mais il n'est pas démontré qu'elle ne puisse être broyée. Dans un cas pareil,

quelle résolution va prendre le chirurgien ? Convient-il de tenter la lithotritie ? Faut-il pratiquer d'emblée la taille ? Ou bien, en présence de cette incertitude, renoncera-t-on à toute intervention , pour laisser l'affection suivre tranquillement son cours et arriver à son dénoûment fatal ?

Thompson répond à cette question de la façon suivante : « Si le chirurgien ne peut arriver au diagnostic exact de la nature de la pierre, s'il ne peut établir nettement l'opération convenable pour chaque cas donné , *mieux vaut alors appliquer indistinctement, toujours et quand même, le procédé de la taille.* » Cette règle de conduite nous semble très-discutable dans son absolutisme ; ou du moins nous pensons qu'elle doit être expliquée, et qu'elle n'est pas sans présenter de nombreuses exceptions. Prenons, en effet, l'un après l'autre, les divers éléments de la question, et nous verrons combien le précepte du chirurgien anglais se trouve réduit dans ses conséquences. Pour ce qui concerne le volume de la pierre, il est bien connu que le seul moyen de l'apprécier exactement, au point de vue de l'opération possible, est de le mesurer à l'aide du lithotriteur. Thompson lui-même recommande cette recherche ; si la pierre peut être saisie, l'écartement des mors indique une de ses dimensions, et la plus importante sans doute, puisqu'un diamètre au moins de ce calcul rend la préhension possible. Si, après plusieurs essais infructueux , la pierre n'a pu être convenablement saisie, il est bien évident que son broiement n'est pas praticable, et qu'il faudra recourir à un autre procédé.

Mais la pierre, quoique volumineuse, présente un diamètre accessible au lithotriteur ; il importe alors de connaitre son degré de résistance : sera-t-il possible d'apprécier cet élément de la question, sans tentative de broiement, c'est-à-dire sans un essai déjà réel de lithotritie ?

Thompson essaye, il est vrai, d'établir que certains caractères permettent de faire ce diagnostic par une voie détournée. Il dit, avec une certaine apparence de raison, que si l'on connait la nature du calcul, on peut en déduire sa résistance, mais cette appréciation peut rencontrer deux obstacles. D'une part, est-il toujours possible d'affirmer la nature de la pierre? D'autre part, cette nature étant déterminée, la dureté est-elle pour cela absolument et toujours démontrée? Sans doute, la détermination chimique du calcul peut être le plus souvent établie par le seul examen raisonné des symptômes et des signes de l'affection calculeuse, L'âge et la constitution des malades, l'âge du calcul, son origine vésicale ou rénale, sa tforme , son volume même, la sensation qu'il donne par le frottement de l'explorateur, le son plus ou moins clair qu'il donne par le choc, la présence dans les mors du lithotriteur de quelques débris de sa surface, les caractères de l'urine, sa réaction, la présence dans ce liquide de certains dépôts, de certains sels, sont des signes précieux que le chirurgien ne saurait rop rechercher, car ils lui fournissent des indications importantes. Les pierres molles, dit Thompson, sont accompagnées d'urines alcalines, riches en phosphates terreux, contenant généralement du pus et du mucus. Avec des pierres dures, les urines peuvent souvent rester acides ; on peut y trouver des cristaux d'oxalate, d'acide urique, etc. Les calculs phosphatiques sont surtout ceux de la cystite chronique, de la rétention d'urine et dé l'hypertrophie prostatique. Les calculs durs sont ceux de la diathèse goutteuse, des coliques néphrétiques. Mais que d'exceptions à cette règle !

Que de cas où la pierre, extrêmement résistante par sa masse principale, s'est enveloppée, pendant son séjour vésical, d'une couche épaisse et molle de dépôts terreux, de sorte que les apparences seront celles d'un calcul mou, et qu'en réalité la lithotritie entreprise risquera de rester inachevée. Et en admettant même que la composition chimique du calcul soit absolument démontrée, sa nature est-elle une raison absolue de sa consistance? Il est des calculs phosphatiques d'une extrême dureté, comme aussi on peut rencontrer des calculs d'urates peu résistants. Les calculs oxaliques, les pierres murales, les pierres de cystine sont les plus dures; et cependant cette dureté même a ses degrés; les uns peuvent être broyés sans trop de peine, les autres résisteront à tous les efforts. Il résulte de toutes ces causes d'incertitude relative que, si on suivait à la lettre le précepte de Thompson, le champ d'action de la lithotritie serait bien restreint. Nous croyons, au contraire, que le chirurgien a le droit de mettre plus sérieusement la lithotritie à l'épreuve. Il est évident qu'il ne pourra broyer une pierre qu'il ne peut saisir, ou trop résistante. Mais alors le diagnostic est bien précis, la contre-indication n'est plus douteuse, puisqu'elle résulte d'une impuissance absolue. Nous nous croyons donc en droit d'admettre que, à moins de contre-indication d'un autre ordre, la connaissance imparfaite des qualités de la pierre ne doit pas exclure des tentatives prudentes et rationnelles de lithotritie. Ces premiers essais pourront seuls en effet démontrer si ce procédé est réellement praticable, ou si une impossibilité matérielle s'oppose à son application. Tant que ce dernier élément du diagnostic n'a pas été mis à l'épreuve, le chirurgien ne doit pas renoncer à tout espoir. D'ailleurs quelle règle de conduite propose Thompson pour ces cas douteux. Il dit qu'il faut d'emblée recourir à la taille. Mais cette opération elle-même est-elle donc sûre de trouver alors son application rationnelle et favorable? Nous serions tenté de renverser la proposition de Thompson, et de dire, au contraire, que la taille ne doit être pratiquée que lorsque le diagnostic est absolument assuré. Entreprendre une opération pareille sans connaître exactement le volume, la consistance et la position de la pierre nous semble bien plus imprudent que les tentatives d'une lithotritie douteuse. Est-ce donc après avoir fendu le périnée, la prostate et le col vésical, que le chirurgien pense faire un diagnostic utile? Et s'il est alors démontré que la pierre est trop volumineuse pour passer par l'ouverture artificielle, si son adhérence à la vessie s'oppose à son extraction, à quelle extrémité se trouvera réduit l'opérateur? On a jusqu'à un certain point le droit de faire des essais infructueux de lithotritie, mais on n'a plus le droit de pratiquer une taille sans résultat. En un mot, l'incertitude du diagnostic nous paraît une des raisons majeures qui font de la lithotritie une opération supérieure à la taille. Pour que la taille soit indiquée, il faut que les contre-indications de la lithotritie soient formelles; il faut qu'il soit bien reconnu ou que la pierre est trop volumineuse pour l'écartement des mors, ou qu'elle est trop dure pour être broyée, ou que l'imminence des dangers nécessite l'intervention la plus rapide et la plus radicale.

Sans doute, en adoptant cette règle de conduite, on s'exposera à des entreprises qui ne pourront aboutir. Nous admettons même que le chirurgien risque ainsi de perdre un temps précieux, et que, dans certains cas, il aurait été préférable de pratiquer immédiatement la taille. Mais ce n'est qu'après coup que l'on peut acquérir cette conviction. Citons l'exemple de Blondel, chez lequel la lithotritie fut entreprise, menée même assez loin, mais dut, à un moment donné, céder la place à la taille. La pierre était volumineuse et dure, mais non suffisamment pour échapper à l'action du lithotriteur. Les séances de broiement amenèrent la fragmentation du calcul en morceaux volumineux, durs et irritants dont l'écrasement définitif devait nécessiter des manœuvres prolongées. Les lésions locales, les phénomènes généraux démontrèrent enfin qu'il fallait, à tout prix, risquer une bataille décisive, et l'on dut recourir a a taille : le malade succomba. La taille, pratiquée dès le début, aurait peut-être sauvé ce calculeux. Certes, voilà un cas que les ennemis de la lithotritie pourraient facilement exploiter. Mais, si l'on raisonne avec impartialité, on est obligé de reconnaître qu'il ne saurait être invoqué contre l'application de la règle générale. Dans cette observation, la lithotritie fut intempestive, nous l'admettcns volontiers, mais elle n'était pas contre-indiquée ; le diagnostic même de la nature, de la dureté et du volume du calcul avait été déterminé ; il n'y avait même pas cette incertitude que Thompson regarde comme une indication de la taille. Un tel fait ne prouve qu'une chose, c'est que la lithotritie a ses revers, et nous n'avons jamais prétendu le contraire.

En résumé, pour ce qui concerne les qualités de la pierre, les contre-indications de la lithotritie sont absolues, si l'exploration démontre des dimensions et une dureté exceptionnelles ; si l'exploration ne fournit pas à cette démonstration des données suffisantes, si elle laisse encore quelque incertitude, des tentatives prudentes de lithotritie seront seules capables de donner au chirurgien les indications décisives, et de le faire renoncer définitivement à sa première entreprise. Si la lithotritie est reconnue impossible, ce n'est pas encore une raison pour que la taille doive être pratiquée : si la résistance du calcul est le seul obstacle à la lithotritie, sans doute alors il est indiqué de recourir à la taille. Si l'impossibilité de la première opération résulte du volume de la pierre, il se peut bien que la taille même soit également inopportune. Mais en tout cas, ce n'est qu'après la notion exacte de ces dimensions, et non, comme le dit Thompson, quand il y a incertitude, que la taille devra être projetée.

De même que le volume, la résistance et la position de la pierre, des obstacles uréthraux, prostatiques ou vésicaux peuvent opposer à la lithotritie des difficultés plus ou moins considérables ou même des contre-indications formelles.

Dans l'urèthre, les principaux obstacles résultent d'un vice de conformation du canal, de lésions acquises, telles que fausses routes, rétrécissements uréthrités, etc., et

d'une susceptibilité exceptionnelle, sans altération matérielle.

Le vice de conformation du canal peut être une contre-indication, s'il y a impossibilité matérielle d'introduire un lithotriteur. Il est facile d'ailleurs d'acquérir
alors, de bonne heure et d'emblée, la preuve de cette impuissance. Nous avons cité dans nos observations un cas
où un épispadias congénital empêcha toute tentative
de lithotritie. La taille fut opérée avec succès. Il est inutile que nous insistions davantage sur ces faits, car ils
ne peuvent laisser d'incertitude dans l'esprit du chirurgien.

Il n'en est plus de même pour les autres obstacles que
nous avons à étudier. Une fausse route, un canal épais
ou rétréci, une muqueuse uréthrale enflammée gênent
sans doute et retardent le traitement par la lithotritie.
Quelquefois même, la contre-indication définitive pourra
résulter des circonstances ultérieures. Mais dans beaucoup de ces cas, comme l'indique Thompson, et comme
nos propres observations le démontrent, un traitement
préalable convenablement appliqué peut préparer au lithotriteur une voie suffisante; et si nous avons cité quelques faits où le procédé de la taille dut être définitivement
adopté, nous en avons montré d'autres en assez grand
nombre, où la préparation du canal, sa dilatation progressive, et même l'uréthrotomie interne, permirent l'exécution d'une lithotritie heureuse. Quant à cette sensibilité excessive de certains urèthres, que l'on trouve maintes fois signalée, elle constitue un obstacle d'autant plus
sérieux, qu'elle laisse toujours planer sur les résultats
futurs une certaine incertitude. Beaucoup de canaux sont
signalés dans nos observations comme ayant présenté
cette irritabilité immodérée qui rend dangereuse toute
insistance dans les tentatives. Cependant, il a presque
toujours suffi d'une préparation prudente et bien graduée
pour habituer ces urèthres aux manœuvres plus chan-
ceuses d'une lithotritie bien conduite.

Dans quelques circonstances, l'anesthésie fut nécessaire ou tout au moins heureusement employée, et nous avons déjà dit que jamais ces opérations ne furent suivies d'accidents sérieux. D'ailleurs, nous n'hésitons pas à admettre qu'il peut se rencontrer des urèthres assez susceptibles pour opposer à la lithotritie des obstacles insurmontables. Mais ce n'est jamais d'emblée que la contre-indication peut en résulter

Les difficultés prostatiques donnent lieu à des considérations analogues. Il en est de l'hypertrophie de la prostate comme des rétrécissements de l'urèthre : le chirurgien ne peut que bien rarement reconnaitre d'emblée qu'elle opposera à la lithotritie un obstacle insurmontable. Alors même que le cathétérisme et que l'introduction du lithotriteur présenteront d'assez grandes difficultés, ce n'est pas une raison pour désespérer ; et même dans ces conditions nous avons vu des lithotrities menées à bonne fin. Il en fut ainsi en particulier chez Diéterlé, Duval, Jussier, Hiron, Barré, et chez bien d'autres encore ; car l'hypertrophie prostatique est la règle, en raison de l'âge moyen des calculeux. Telle est aussi l'opinion de Thompson ; il est bien rare, dit-il, que l'hypertrophie de la prostate puisse rendre la lithotritie impraticable. D'ailleurs, si une telle circonstance se présentait, la taille ne serait-elle pas aussi un peu hasardeuse ?

L'état de la vessie peut-il opposer à la lithotritie une contre-indication formelle ? N'ayant pas rencontré dans nos observations de cas où l'affection calculeuse coïncidât avec une tumeur cancéreuse ou fongueuse du réservoir urinaire, nous ne parlerons qu'avec réserves de ce qu'il convient de faire en pareille occurrence. Cependant nous devons dire que Civiale n'admettait pas qu'il y eût là une contre-indication formelle. Non-seulement il cite des observations où la lithotritie, dans ces conditions, fut pratiquée avec succès ; mais il affirme même avoir réussi dans certains cas à détruire par le broiement des tumeurs ongueuses intra-vésicales. Thompson nous semble plus prudent en conseillant alors de ne pas intervenir : on s'expose en effet à des revers si probables, que l'abstention doit être en général préférée ; et il faut que l'opération se présente sous un jour bien avantageux, pour que le chirurgien soit autorisé à sortir de cette réserve.

Il n'en est plus de même quand il s'agit des lésions simplement inflammatoires de la vessie. Comme nous l'avons déjà dit, leur existence est la règle ; leur degré seul varie. Pour peu que le calcul existe depuis un certain temps, il a développé par sa présence une cystite plus ou moins intense ; dans d'autres cas, l'affection calculeuse est le résultat et non la cause de la cystite ; de sorte que, dans ces deux circonstances, la guérison ne pourra être obtenue qu'à la condition de débarrasser la vessie du corps étranger qui a provoqué ou qui risque de perpétuer l'inflammation. D'ailleurs, l'opinion que nous émettons ici résulte non-seulement de l'examen de nos observations, mais aussi des enseignements professés par tous les auteurs modernes qui ont écrit sur les maladies calculeuses de la vessie. Civiale et Thompson, dont l'autorité est si universellement reconnue, n'ont jamais regardé l'inflammation vésicale comme une contre-indication de la lithotritie. Il est vrai que l'opération doit être alors précédée d'un traitement palliatif ; il est vrai qu'elle devra être conduite avec un redoublement de prudence : mais il sera plus sûr encore de réussir en pareil cas avec une lithotritie habilement exécutée, qu'avec les hasards de l'opération sanglante.

Il est une difficulté vésicale dont l'importance, pour le choix de l'intervention, a paru à beaucoup d'auteurs plus discutable : nous voulons parler de l'intolérance de la vessie. Certaines vessies irritables, où l'inflammation a développé une véritable contracture, semblent enserrer le calcul, et le défendent pour ainsi dire contre toutes les tentatives. Cet état peut être prévu, quand on voit un malade se plaindre de mictions continuelles, accompagnées de douleurs et de ténesme ; quand la vessie est vide d'urines, des hématuries se manifestent ; les injections sont immédiatement rejetées ; l'introduction du lithotriteur exaspère encore cette irritabilité, et la vessie alors se contracte quelquefois avec tant de force, que l'extrémité de l'instrument, énergiquement serrée, ne peut être ramenée qu'avec un certain effort. Beaucoup de chirurgiens se sont avec raison préoccupés de cette intolérance; on admettait en général, il y a quelque vingt ans, et quelques opérateurs admettent encore qu'il faut renoncer à entreprendre la lithotritie dans une vessie qui ne peut garder au moins 150 grammes de liquide. Il est prouvé aujourd'hui que cette opinion est excessive; dans bien des cas, l'opération a pu être heureusement exécutée, malgré l'impossibilité d'introduire dans la vessie une quantité de liquide moins considérable encore ; bien plus, dès les premières séances, exécutées pour ainsi dire à sec, l'irritabilité vésicale, au lieu de s'exaspérer, s'est apaisée peu à peu, de sorte que l'opération est devenue plus facile à mesure qu'elle s'éloignait de son début. D'ailleurs, c'est encore dans ces circonstances que certains soins préalables pourront trouver une heureuse application; et nous avons vu dans un autre chapitre qu'il est souvent possible d'habituer graduellement la vessie à la présence du liquide nécessaire, par des injections calmantes et progressives. Cependant, malgré toutes ces précautions, il peut arriver que le procédé de la lithotritie soit réellement impraticable : nous en avons cité un exemple parmi nos cas de taille.

Avant d'étudier l'influence de l'état général sur le choix de la méthode, nous devons ajouter quelques mots au sujet d'un cas qui peut se présenter, quoi qu'il en soit, chez l'homme exceptionnel. Quelquefois, la concrétion calculeuse s'est développée autour d'un corps étranger : la lithotritie alors est-elle toujours praticable ? Il est bien facile de répondre à cette question : le choix de la méthode dépendra nécessairement de la nature et de la forme du corps étranger. S'il est long, solide, comme un bout de sonde métallique, par exemple, la taille pourra être la seule ressource. Cependant, il convient d'ajouter que des corps de cette forme et de cette nature ont pu être, par des manœuvres habiles, extraits de la vessie par les voies naturelles. On a même fabriqué dans ce but certaines espèces de lithotriteurs. Nous n'insistons pas davantage sur ce côté accessoire de notre sujet. Si le corps étranger est mou et flexible, l'intervention par la lithotritie aura encore bien plus de raison d'être ; et nous pouvons citer dans nos observations l'exemple de deux calculeux, Darbout et Rousse, chez lesquels le lithotriteur fut ainsi heureusement utilisé. Le premier, habitué à se sonder journellement, avait cassé dans sa vessie une sonde en gomme, et un fragment de 10 c. environ était resté dans le réservoir urinaire : ce corps étranger fut saisi dans les mors du lithotriteur, broyé en partie, et ramené par morceaux au dehors ; il en resta cependant un fragment de 2 c. environ, qui devint le noyau d'un calcul phosphatique ; et celui-ci, quelques mois après, fut opéré avec un égal succès. Chez Rousse, le corps étranger consistait en une tige d'oignon, avec laquelle ce malade, sujet aux rétentions d'urine, avait voulu se sonder un jour. Il se développa autour de cette tige une pierre phosphatique, qui amena cet homme à l'hôpital : la lithotritie fut pratiquée heureusement, et ne présenta aucune difficulté digne d'être mentionnée.

Il n'est donc pas possible de poser pour tous ces cas une règle absolue ; tout ce que nous pouvons dire, c'est que, dans maintes circonstances, le lithotriteur conduit avec habileté trouvera là encore son application.

*Influence de l'état géneral sur les indications de
la méthode.*

Il nous reste à chercher à présent, dans les conditions
générales des calculeux, ce qui doit guider et déterminer
le choix de l'intervention.

Un état général défectueux est-il une contre-indication
à la lithotritie ? Si nous ne consultions que la statistique,
nous devrions répondre par l'affirmative : en effet, tous
nos cas de mort se sont rencontrés chez des individus dont
l'organisme était plus ou moins profondément délabré.
Mais nous avons déjà dit que la statistique brutale ne
saurait à elle seule fournir les enseignements nécessaires: il
ne faut pas seulement tenir compte des chiffres, mais il faut,
par le contrôle des faits, leur donner leur signification véritable. A côté des revers qui ont suivi des lithotrities entreprises dans des conditions les plus défavorables, nous avons
signalé d'autres cas, peut-être plus nombreux encore, où
la même intervention a enrayé les accidents généraux.
Dira-t-on qu'une autre intervertion, que la taille, par exemple, eût donné des résultats meilleurs ? Il suffit de consulter les statistiques et les observations de taille, pour se
convaincre du contraire. On pourra objecter enfin que
l'abstention eût été préférable : une telle proposition ne
peut être sérieusement soutenue. Dans ces cas où le dénouement fatal ne peut tarder, le chirurgien a le droit et
le devoir de tenter quelque chose, et il suffit que quelques
succès couronnent sa hardiesse, pour le consoler de tous
les échecs subis.

Nous croyons donc que l'état général n'est pas à lui
seul une contre-indication et quand nous parlons de l'état
général, nous comprenons aussi l'état des reins, dont
l'influence sur tout l'organisme est si immédiate, qu'ils
ne peuvent être depuis quelque temps atteints sans que

toute l'économie en soit gravement compromise. C'est d'ailleurs par l'intermédiaire de ces organes que l'affection calculeuse altère l'organisme ; ils sont toujours les premiers lésés, du moins après la vessie. Dans certains cas, l'affection est reconnue assez tôt pour que les troubles rénaux, encore modérés, n'aient pas eu le temps de retentir profondément sur le reste des fonctions : tout se borne à quelques douleurs passagères ou continues, à une sensibilité plus ou moins marquée, à la pression, à des accès de fièvre vespérine, à une teinte subictérique des téguments. C'est alors qu'il convient de ne pas temporiser, et par une action prudemment hâtée, d'enrayer l'envahissement menaçant. Bien loin d'accélérer la marche des accidents, l'intervention l'arrête presque toujours, ou tout au moins la modère.

Il est cependant une réserve à faire. La lithotritie est en réalité un procédé de lenteur ; elle ne doit pas être précipitée dans sa marche, et par conséquent, pour qu'elle produise ses effets, il faut qu'elle ait devant elle un certain temps. Dans quelques cas la marche des accidents, soit avant toute tentative de lithotritie, soit pendant son application, est tellement rapide, l'indication de finir vite est tellement urgente, que le chirurgien peut hésiter à continuer cette opération, alors même que de grandes difficultés matérielles ne s'y opposent pas. Il lui est permis dans de telles circonstances, de changer immédiatement son plan de bataille, et de risquer dans une lithotomie sans doute hasardeuse, sa dernière chance. C'est alors aussi que la lithotritie périnale peut trouver son indication. A plus forte raison cette nécessité s'impose, si des complications matérielles et locales s'ajoutent à ces complications générales.

Il en est ainsi, par exemple, lorsque l'engagement des fragments vient apporter à l'opération de la lithotritie un des obstacles les plus sérieux. C'est dans des circonstances analogues que, chez deux des calculeux commencés par la lithotritie, la taille dut être pratiquée comme ressource suprême. (Cas de Blondel et de Lebègue.)

Nous avons constaté avec un certain intérêt, que les cas de gravelle rénale n'étaient pas les plus défavorables au traitement par la lithotritie. Nos observations comptent au moins 18 cas où cette coïncidence est indiquée : dans tous ces cas, la lithotritie fut exécutée avec succès, bien que certains de ces malades fussent déjà d'un certain âge, et qu'ils eussent depuis longtemps ressenti leurs premiers accès de coliques néphrétiques. Ce fait d'observation nous a paru d'autant plus intéressant à signaler, que certains auteurs et Mercier, entre autres, regardent la diathèse urique comme une condition défavorable, au point de vue de la lithotritie.

Jusqu'à présent, nous avons étudié isolément, au point de vue des contre-indications de la lithotritie, chacun des groupes pathologiques dont se compose l'affection calculeuse. Nous avons vu ainsi que cette opération pouvait être rendue impraticable par certaines conditions relatives à la pierre elle-même ou à l'urèthre, et que l'état général ne pouvait guère à lui seul constituer une contre-indication formelle.

Mais dans beaucoup de cas, ces conditions diverses ne se présentent pas dans cet état d'isolement où nous venons de les examiner ; souvent, elles se réunissent en groupements variés, où les indications s'ajoutent ou s'atténuent, se combattent ou se confondent : c'est à ce point de vue plus réel et plus clinique qu'il convient maintenant de présenter la question.

Si l'on met de côté ces cas où la conduite à suivre n'est pas douteuse, soit que les conditions les plus favorables se réunissent en faveur de la lithotritie, soit qu'un obstacle insurmontable la rende matériellement impossible, on peut diviser en trois classes tous les calculeux où l'intervention est discutable : ceux chez lesquels un état général satisfaisant coïncide avec une pierre volumineuse et dure ; ceux qui présentent un état général mauvais, avec un calcul favorable ; ceux où toutes les conditions se réunissent pour rendre douteuse l'issue de la lithotritie.

A propos des malades du premier groupe, Thompson dit que si, chez un adulte sain, la pierre a plus de 2 cent. et demi et est très-dure, il vaut mieux pratiquer la taille d'emblée. Nous adoptons cette manière de voir, mais avec certaines réserves : que doit-on entendre par pierre très-dure ? Selon nous, cette qualité ne pourra être réellement démontrée que par une tentative de broiement ; si elle échoue, il est clair que la lithotritie est impossible, et qu'il faut recourir à la taille. Il en sera encore de même, si la pierre n'a pu être saisie, à cause de son volume exagéré. Donc, dans tous ces cas, à moins que l'exploration n'ait suffi pour démontrer une pierre insaisissable, ou impossible à broyer, la taille ne devra pas être pratiquée, avant que la lithotritie, par quelques tentatives prudentes, n'ait dit son dernier mot. En effet, comme nous l'avons déjà dit plus haut, nous n'admettons pas que, dans le cas d'incertitude, le chirurgien doive d'emblée pénétrer dans la vessie par un chemin artificiel. Comment peut-il répondre alors que cette voie même sera suffisante ?

Pour les calculeux du deuxième groupe, nous adoptons pleinement et sans réserves l'opinion de Thompson : chez un adulte affaibli, si la pierre est assez friable, surtout si elle est petite, il faut pratiquer la lithotritie. Cette même opération convient également alors même que le calcul est un peu gros, car chez ces malades la taille est généralement plus grave encore.

Les calculeux du troisième groupe, chez lesquels l'altération, plus ou moins profonde des organes urinaires et de toute l'économie, coïncide avec une pierre relativement volumineuse et dure constituent évidemment les cas les plus embarrassants. Ce qui est d'ailleurs bien prouvé, c'est que, pour ces malades, la taille est encore plus grave que la lithotritie. La question se trouve ainsi simplifiée : il ne s'agit plus de mettre dans la balance ces deux opérations, mais de discuter s'il ne serait pas plus sage de s'abstenir.

L'opportunité de l'intervention varie sans doute avec le degré des lésions apparentes ; dans telle circonstance, aucun chirurgien n'hésitera à engager la lutte ; dans telle autre, il sera permis à chacun de prendre conseil de sa conscience.

Il est certainement des cas où les circonstances sont si graves, les dangers de l'intervention si imminents, les chances de réussite si bornées, qu'il n'y a pas lieu de songer à une action quelconque ; et la seule indication est alors d'essayer, par un traitement palliatif, de calmer les douleurs du malade et de ralentir, dans la mesure du possible, la marche des accidents.

Les influences extérieures au malade pourront elles-mêmes, comme le dit avec raison Thompson, peser sur la décision du chirurgien : chez les riches, un traitement palliatif uni aux loisirs d'une existence facile, vaudra mieux quelquefois que les hasards de l'opération. Les pauvres, au contraire, c'est-à-dire la majorité des malades de l'hôpital, ne bénéficient guère d'une pareille détermination ; et il est peu de cas, chez ces derniers, où l'opération ne doive pas être entreprise.

Thompson prétend qu'on refuse beaucoup plus d'opérations en France qu'en Angleterre : l'opinion que nous venons d'émettre, et qui est basée sur les observations relevées dans notre travail, prouve que sa critique est mal fondée.

Mais il est une autre critique, plus sévère, que le chirurgien anglais a adressée à nos compatriotes. Nous avons déjà cité ce passage de son livre, où il prétend n'avoir jamais laissé incomplète ou inachevée une lithotritie commencée, « chose qui s'est faite à Paris, quand on se trouvait en présence de grandes difficultés où de dangers imminents..... » ; et, en terminant, Thompson déclare qu'il regarde « comme tout à fait blâmable, bien qu'on agisse évidemment ainsi à Paris, de renvoyer un malade avant la fin du traitement, et de lui refuser un soulagement qu'il est en droit d'espérer. »

Nous devons protester contre cette assertion, contre la

forme du moins sous laquelle Thompson l'a présentée
Nous avons dit plus haut que la gravité des circonstances
n'empêchait pas le plus souvent le chirurgien d'avoir le
droit et même le devoir d'intervenir. Sans nul doute, il
ne doit pas refuser à son malade la chance d'une opération même douteuse, s'il conserve encore quelque espoir
de succès. Mais, entre des tentatives prudentes et un
acharnement injustifié, il y a un grand pas. Thompson
lui-même reconnaît que, dans tel cas où la taille paraît
préférable, l'opérateur est autorisé à entreprendre la lithotritie, dans des conditions même défavorables, si le
malade se refuse obstinément à la première. Mais ne
peut-il arriver alors que le traitement, entrepris dans ces
circonstances, ne présente dans son cours de tels périls
que le chirurgien soit dans la nécessité de s'arrêter dans
son intervention, ou d'en changer le mode, si le malade enfin convaincu devient plus obéissant? Un opérateur serait certainement répréhensible de se soustraire,
par une défection timide, à ce combat douteux, s'il ne
reculait que pour ne pas compromettre sa réputation ou
ses statistiques ; il serait surtout coupable, s'il lui restait encore quelque chance de succès, si mince qu'elle fût.
Mais comment Thompson peut-il faire aux chirurgiens
français l'injure de croire qu'ils obéissent à ce mobile,
dans les cas d'ailleurs bien rares, où ils ont suspendu
une lithotritie commencée? Selon nous, il est du devoir
d'un bon chirurgien de savoir s'arrêter dans une telle entreprise, dès qu'il acquiert la conviction que son intervention ne fait qu'accélérer le dénouement. Qu'il fasse
de prudents essais, qu'il tente le combat, rien de plus
légitime ; car il sait que dans cette tentative il trouvera
l'indication suprême et peut-être la dernière ressource.
Mais lorsqu'il lui est démontré, par ces premières tentatives, que le résultat n'en est pas douteux ; lorsqu'il rencontre sur son chemin des obstacles nouveaux ou impré-
vus ; lorsqu'il a acquis par cet essai légitime la certitude
que le malade ne peut supporter plus longtemps l'opéra-
ration ; lorsqu'il a reconnu que son intervention allume
l'incendie, et qu'une secousse de plus va jeter bas cet

organisme en ruines ; alors il doit en prendre son parti, renoncer au combat, et mettant de côté tout amour-propre, persuadé qu'il n'écoute que l'intérêt de son malade, battre en retraite devant ce désastre devenu certain.

Nous croyons donc que la lithotritie peut être entreprise même dans des cas très-graves ; mais qu'il est permis et rationnel de s'arrêter, si les circonstances l'indiquent. Cette manière de voir nous paraît d'autant plus fondée que les contre-indications de la lithotritie ne sont pas toujours évidentes avant le début de l'opération ; et que, lorsqu'il reste quelque incertitude, la taille, malgré l'opinion de Thompson, nous semble encore plus hasardeuse que la lithotritie.

Pour ne rien omettre de ce qui se rapporte aux indications de la lithotritie, il nous reste à envisager une dernière série de cas. Nous n'en dirons d'ailleurs qu'un mot, car leur étude rentre plutôt dans l'histoire genérale des affections calculeuses. On rencontre quelquefois, surtout dans les classes aisées, des individus chez lesquels la présence d'une pierre, même volumineuse et dure, est admirablement tolérée. Ces sujets ont toujours une vessie profonde, atone, ou tout au moins très-peu susceptible. Ils vont et viennent, se livrent à leurs occupations habituelles, sans éprouver aucun symptôme. Généralement âgés, ils doivent sans doute aussi à leur existence régulière et calme l'immunité dont ils jouissent. Le plus souvent, ils meurent de tout autre chose que de l'affection calculeuse, et ce n'est qu'à l'autopsie qu'on découvre la présence d'une pierre dans leur vessie. Quelquefois, pendant leur vie, cette découverte peut être faite accidentellement et par hasard. Dans des cas pareils, pour peu que l'intervention présente quelques obstacles matériels, il est évident qu'il est sage de s'abstenir, et de ne pas provoquer, par une action intempestive, des accidents que l'affection a été impuissante à produire. Le calcul est un ennemi dangereux dont il faut savoir respecter la neutralité.

CHAPITRE X

Nous n'avons jusqu'ici envisagé le traitement des calculs vésicaux que chez l'homme et chez l'adulte. Cette même question, chez la femme et chez l'enfant, mériterait une étude spéciale. Commme elle ne rentre qu'indirectement dans notre sujet, nous n'en dirons que quelques mots, en nous attachant surtout à montrer les différences de la lithothritie dans les conditions relatives à l'âge et au sexe.

Chez la femme, malgré la facilité apparente d'exécution de la lithotritie, tous les chirurgiens ne sont pas d'accord sur sa valeur. Les uns prétendent que le traitement des calculs par le broiement est surtout applicable à la femme, dont l'urèthre, relativement large, dilatable et court, livre aux instruments un passage facile.

Cependant on a opposé à cette condition favorable plusieurs objections d'une importance plus ou moins réelle. La brièveté même de l'urèthre, a-t-on dit, est cause que l'injection préalable n'est pas gardée par la vessie, mais s'écoule presque toujours au dehors, de sorte que les manœuvres s'exécutent le plus souvent à sec. Nous avons vu précédemment que la présence de liquide dans la vessie est, en effet, une condition favorable à l'exécution de la lithotritie ; cependant cette condition n'est pas tellement indispensable que son absence puisse constituer, chez la femme, un obstacle réel à cette opération. Une autre raison, bien plus sérieuse, est la fréquence des accidents péritonéaux, dans le sexe féminin. C'est surtout de cette complication que meurent les femmes opérées par la lithotritie ; et l'irritabilité facile du péritoine a été regardée à juste titre comme une contre-indication formelle, toutes les fois que les séances doivent être pénibles ou répétées. Ajoutons encore que les calculs, chez la femme, ont souvent pour noyau un corps étranger de forme et de dureté variables, mais capable, en étant brisé par le lithotriteur, de léser par ses fragments la membrane vésicale. Enfin, la facilité et l'innocuité même de la taille, et en particulier des procédés sous-pubien et vaginal, sont un dernier argument en faveur du choix de cette méthode.

En résumé, la lithotritie, chez la femme, n'a plus, comme chez l'homme, la même raison d'être ; elle y est moins utile et plus dangereuse : c'est pour cela que la taille y devient la règle et la lithotritie l'exception.

Il existe encore un autre procédé d'extraction des calculs chez la femme : c'est la dilatation urétrhale.

Nous n'avons pas à l'étudier ici. Nous dirons seulement que ce procédé est peut-être moins inoffensif que la taille, et qu'il ne met pas toujours à l'abri des péritonites. On lui a reproché aussi d'exposer à l'incontinence d'urines : mais il est juste de dire que si les manœuvres de dilatation ont été prudentes et bien graduées, l'urèthre reprend avec une rapidité remarquable ses dimensions premières et sa tonicité.

L'opération de la lithotritie chez l'enfant nous arrêtera un peu plus. En effet, nous allons voir que, dans le jeune âge, les indications et les contre-indications sont absolument les mêmes que chez l'adulte, ou du moins résultent des mêmes circonstances. Mais tandis que chez ce dernier les contre-indications sont relativement rares, elles sont relativement très-fréquentes chez l'enfant ; ce qui fait que la taille y devient encore larègle, et la lithotritie l'exception.

Quand nous avons étudié chez l'adulte les contre-indications de la lithotritie, nous les avons cherchées dans
trois groupes de circonstances : l'état général, les conditions intrinsèques de la pierre, et l'état des organes urinaires. Nous avons vu alors que les principales contre-indications de la lithotritie étaient fournies non par la gravité
de l'état général, mais par les qualités physiques du calcul et par des obstacles matériels siégeant dans le canal
à parcourir. Nous retrouvons chez l'enfant ces mêmes
conditions, mais avec un degré de fréquence remarquable. L'état général chez l'enfant serait favorable, dans
beaucoup de cas, à l'application de la lithotritie; mais
une pierre volumineuse et très-dure, s'y rencontre très-
souvent. Or, chez l'enfant comme chez la femme, le péritoine est extrêmement susceptible ; c'est la péritonite
qui donne à la lithotritie chez l'enfant ses plus fréquents
revers. Pour peu que les manœuvres soient destinées à
être répétées et pénibles, il serait donc dangereux d'entreprendre une opération pareille. Il est même des cas où
le broiement serait matériellement impossible. On rencontre surtout dans le jeune âge ces pierres dites murales
que nous avons déjà signalées, rondes, couvertes d'aspérités volumineuses, et d'une dureté qui résiste aux plus
forts lithotriteurs.

Remarquons en outre que si les calculs dans le jeune
âge sont relativement plus durs, les instruments de lithotritie qu'on emploie sont moins résistants que chez
l'adulte, à cause de l'étroitesse naturelle de l'urèthre,
dont le calibre ne saurait admettre un lithotriteur un peu
puissant.

Il est une seconde raison qui rend la lithotritie peu applicable au traitement de la pierre chez les enfants : c'est
la facilité avec laquelle les fragments s'engagent au col
de l'urèthre. L'enfant au point de vue chirurgical, n'a pas
de prostate. L'hypertrophie prostatique est en réalité une
barrière plus utile que désavantageuse, du moins si elle
n'est pas exagérée, dans l'application de la lithotritie chez

l'adulte. Nous avons dit déjà que l'engagement des fragments s'observait surtout chez les hommes encore jeunes.
Chez les enfants, c'est un accident des plus fréquents ;
et il oppose souvent à la continuation de l'opération des
obstacles insurmontables. Le caractère même de l'enfant
est une des causes sérieuses de cette complication et de
sa fréquence. Comment obtenir du petit malade qu'il se
tienne tranquille dans son lit, qu'il n'urine que dans la
position horizontale, etc. ? Il est en effet d'une extrême
importance que l'opérateur soit aidé par l'opéré ; et que
ce dernier sache retenir et observer les règles qu'on lui
prescrit. C'est là chez l'enfant une condition impossible à
remplir ; chez l'adulte même, il peut arriver que l'indo-
cilité du malade soit suffisante pour contre-indiquer la
lithotritie ou la faire échouer ; et dans un cas au moins, cette
circonstance concourut à motiver l'application de la taille.

En résumé, si l'on considère la valeur de la lithotritie
dans le jeune âge, on voit qu'elle y trouve bien moins
fréquemment son application que chez l'adulte. C'est
pour cela que, malgré certaines statistiques d'apparence
favorables, la taille chez les enfants reste la règle. Cependant, lorsque les conditions permettent l'opération de la
lithotritie, quand le calcul est peu volumineux et mou,
et qu'on est certain qu'on pourra terminer le broiement
en un très-petit nombre de séances ; quand l'enfant est
docile et assez intelligent pour se soumettre aux précautions qu'on lui impose, il est alors évident que la lithotritie doit être pratiquée, et qu'elle reprend dans ces cas
tous ses droits et tous ses avantages. C'est ainsi que nous
avons l'observation d'une lithotritie heureusement exécutée chez un enfant de 7 ans.

CHAPITRE XI.

L'étude que nous venons de faire a eu pour résultat
d'établir la valeur actuelle de la lithotritie. Il nous reste
encore à rechercher ce que cette méthode pourra devenir
plus tard. La lithotritie, chez l'adulte du moins, s'est peu
à peu substituée à la taille ; elle est devenue la règle dans
le traitement des affections calculeuses ; on pourrait croire
que la lithotomie tend à disparaître : « J'espère, écrit
Thompson, que vous vivrez assez longtemps pour voir le
jour où la lithotomie sera rayée du nombre des opérations pratiquées chez l'homme adulte. » — Faut-il accepter sans réserves cette espérance enthousiaste ? Nous ne
le croyons pas. Il y aura toujours des canaux que le lithotriteur ne pourra franchir. Il y aura longtemps encore
des pierres que les instruments ne pourront saisir ou seront impuissants à broyer.

Sans doute l'illustre chirurgien anglais a raison de
dire que le champ d'action de la lithotritie s'élargira à mesure que la science des symptômes sera perfectionnée.
Quand on saura, par des signes plus précis, reconnaître de
meilleure heure l'affection calculeuse, alors que la pierre
est encore petite et facilement saisissable, il sera alors
possible, par une lithotritie précoce d'éviter une taille
future ; mais ces conditions seront-elles un jour, toujours
et quand même réalisables ? Il ne faut pas l'oublier, il

ne dépend pas du chirurgien seul que le diagnostic soit
fait de bonne heure ; le chirurgien n'est averti qu'après
le malade; et le malade, pour venir le consulter, attend
presque toujours quelque symptôme important et souvent
tardif.

Tant que la pierre était petite et que la vessie conser-
vait une intégrité relative, le calculeux ne ressentait de
son affection que des symptômes vagues ou passagers,
impuissants à le distraire de ses occupations. Il a fallu,
pour le tirer de son indifférence, quelque fait d'une gravité apparente ou réelle, qui ait frappé son imagination,
en lui inspirant une crainte salutaire. Même alors que les
mictions sont fréquentes et même pénibles, que les
urines sont de temps en temps sanguinolentes, le malade
ne vient pas se plaindre : quelquefois il se doute de son
état, mais c'est l'appréhension d'une opération probable
qui l'intimide et le fait reculer. Il attend un accident
plus grave; une hématurie abondante, une rétention
d'urines; ou bien, vaincu par les douleurs, épuisé, déjà
cachectique, il se décide à demander du secours, trop tard
peut-être pour pouvoir bénéficier de la lithotritie. Il y
aura toujours des pierres volumineuses, parce qu'il y
aura toujours des vieux calculeux. C'est pour cela que
la lithotritie trouvera toujours des cas où son application sera défavorable.

Le perfectionnement des instruments pourra-t-il étendre indéfiniment le champ d'action de la lithotritie ?
Trouvera-t-on des armes qui puissent saisir et broyer
toutes les pierres ? Nous ne pouvons dire que ce progrès
soit irréalisable; nous croyons même que de larges perfectionnements devront être apportés dans l'instrumentation. Mais les inventions nouvelles profiteront moins
peut-être à la lithotritie par les voies naturelles, qu'aux
autre méthodes rivales. Des instruments capables de faire
de plus larges prises, ou de briser de plus fortes résis-
tances, pourront-ils passer par l'urèthre ? Il est permis
d'en douter. Ce qui est vrai, c'est que le nombre des cas

inopérables doit tendre à disparaître. Les armes nouvelles agrandiront en réalité le champ d'action de la chirurgie dans le traitement des affections calculeuses ; mais ce sera bien moins au profit de la lithotritie par l'urèthre qu'à celui de la taille, ou de la lithotritie périnéale, qui resteront toujours comme dernières ressources dans ces cas exceptionnels où la première méthode aura été reconnue inapplicable ou impuissante.

PRATIQUE DE LA LITHOTRITIE

A L'HOPITAL NECKER

DANS LE SERVICE DES VOIES URINAIRES

DE 1868 A 1876

Année 1868.

N° 1. Brissard, 72 ans. — Calcul mou, de 15 m. m., paraissant enchatonné. Début apparent peu éloigné. Etat général assez satisfaisant, malgré de l'œdème des membres inférieurs et de l'intolérance vésicale. Incision du méat, trop étroit. Broiement en 5 séances, après quelques essais infructueux. Guérison, sans complications. Durée du traitement: 5 semaines.

N° 2. Jayant, 29 ans. Mictions douloureuses depuis l'âge de 12 ans. Coliques néphrétiques fréquentes ; hématuries faciles. Lithotritie pratiquée une première fois par Civiale, en 15 séances, il y a 3 ans. Accès très-violent de coliques néphrétiques quelques jours avant la dernière entrée du malade à l'hôpital. Intermittences du jet d'urines ; graviers dans l'urine. Calcul petit et dur, de carbonate de chaux, mesurant 7 m. m. Broiement et guérison, en 2 séances. Durée du traitement: 2 mois.

N° 3. Jevrey, 69 ans. Opéré déjà trois fois de la lithotritie: une première fois par Civiale, il y a 16 ans ; une seconde fois par Chaussat d'Aubusson, il y a 9 ans; une troisième fois par le même, 6 ans plus tard. Vessie peu tolérante, urine alcaline. Calcul fixé derrière le col, difficile à saisir ; mesurant 9 m. m., composé d'acide urique. 2 séances de broiement, à 9 jours d'intervalle. Le malade sort de l'hôpital, sur sa demande, conservant encore un fragment dans la vessie. Léger frisson et un peu de fièvre, après la 2° séance. Durée du traitement: 11 jours.

Nº 4. Peaucelle 51 ans. Il y a 5 ans, il a éprouvé une première fois un arrêt subit de la miction. Il souffre quand il se remue, surtout en voiture. Vessie peu tolérante, urine ammoniacale. On constate la présence d'un calcul dur, (phosphate et carbonate de chaux), et de moyenne dimension. Dans une première séance, la vessie se contracte si fort sur le lithotriteur qu'on est obligé d'interrompre. Léger frisson et nausées à la suite. Injections calmantes intra-vésicales pour calmer cette irritabilité; deux autres séances sont encore infructueuses. Troisième séance fructueuse, mais suivie d'orchite. Un fragment s'engage dans l'urèthre; tentatives stériles d'extraction. Le malade veut quiter l'hôpital, malgré les remontrances, sans attendre de nouveaux essais. Durée du séjour à l'hôpital : 3 mois.

Nº 5. Petit, 38 ans. A rendu un calcul par l'urèthre, à l'âge de 7 ans. Graveleux. Hématuries depuis quelques mois ; gêne et arrêt subit de la miction. Calcul dur mais petit (noyau d'acide urique avec écorce de phosphate ammoniaco-magnésien). Broiement et guérison, en 3 séances. Fièvre très-légère, après l'une d'elles (voir nº 18). Durée du traitement : 15 jours.

Nº 6. Prestat, 58 ans. Début des accidents il y a 4 ans. Douleurs, mictions fréquentes, hématuries. Intermittences du jet. Vessie assez intolérante; urines troubles et alcalines. On calme la vessie par le repos et des injections d'atropine. Calcul de 25 m. m., assez dur. Le lendemain de la première séance, un fragment s'engage dans l'urèthre et le déchire un peu : petit accès de fièvre à la suite. A la deuxième séance, très-légère hématurie, et nouveau petit accès de fièvre. Guérison en 7 séances. Durée du traitement : 2 mois.

Nº 7. Raymond, 70 ans. Début apparent il y a 7 ou 8 ans. Etat général et local grave. Mictions fréquentes, polyurie, rétention d'urines passagères, hématurie, douleurs rénales, etc. 15 séances infructueuses ont été pratiquées en ville avant l'entrée du malade à l'hôpital. Fièvre à la suite, avec insomnie, troubles gastriques et douleurs vésicales.

Calcul de grosseur et de dureté moyennes. Guérison en 3 séances, sans accidents. Durée du traitement : 1 mois.

Année 1869,

Nº 8. Courseaux, 63 ans. Malade depuis 10 ans. Rétention d'urine nécessitant fréquemment l'usage des sondes à demeure. Douleurs rénales et vésicales violentes. Pas d'hématuries. Urines blanchâtres, épaisses, infectes. Accès fréquents de fièvre dans les derniers temps, accompagnés de troubles sérieux du côté de l'appareil digestif. L'exploration fait reconnaître une vessie profonde, à colonnes, intolérante, qui se contracte sur l'instrument

et rend les manœuvres pénibles; prostate volumineuse, surtout
à droite. On constate à droite la présence d'un calcul assez mou,
enchatonné, mais dont il est difficile, à cause de l'irritabilité
vésicale, de préciser les dimensions. Un traitement préparatoire,
suivi pendant un mois et demi, paraît améliorer sensiblement
l'état général et local. La vessie devient plus tolérante, et conserve une centaines de grammes de liquide. Le calcul, d'abord
enchatonné, est dégagé par les injections. Une première introduction du lithotriteur, ayant surtout pour but de mesurer le
calcul, reste stérile, à cause du réveil de l'intolérance vésicale et
de la position vicieuse de la pierre qui s'est de nouveau encha-
tonnée. Un deuxième essai, pratiqué quelques jours après, reste
également infructueux. Accès de fièvres, affaiblissement progressif, douleurs vésicales et rénales. Mictions insuffisantes, qui
nécessitent l'emploi des sondes à demeure. Enfin, les phénomènes s'aggravent, les urines se raréfient, troubles gastro-intesti-
naux, symptômes de néphrite aiguë et mort, un mois après les
tentatives de lithotritie. Trois mois de séjour à l'hôpital. — Autopsie : hypertrophie considérable de la prostate. Vessie épaisse
à colonnes, à bas-fond très-développé. Pierre volumineuse de
4 c., de coloration rougeâtre. Uretères dilatés, flexueux, en-
flammés. Lésions rénales très-anciennes et très-avancées. Quelques petits abcès, intertitiels dans l'épaisseur des reins. Substance
rouge, vascularisée. Capsule fibreuse, épaisse et très-adhérente.

N° 9. Guilbodeau, 60 ans. — Hématuries faciles, et douleurs
vésicales depuis deux années, mictions fréquentes, surtout le
jour ; arrêt brusque du jet par intervalles. Urines troubles, mais
encore acides. Les symptômes locaux se sont exagérés surtout
depuis 6 mois ; mais état général assez satisfaisant. Calcul de 3 c.,
d'acide urique, très-dur. Vessie tolérante, supportant et gardant
bien les injections. Uréthrotomie du méat. — Broiement et guérison en 4 séances, sans autres accidents que de très-légers
accès de fièvre. Durée du traitement : 2 mois 1/2.

N° 10. Huet, 60 ans. — Ne souffre de son calcul que depuis
quelques semaines. État général grave : teinte jaunâtre du tégu-
ment externe. Vide mal sa vessie, et est sujet depuis longtemps
aux incontinences d'urine par regorgement. Urine trouble et
alcaline. Vessie douloureuse à la fin de la miction. Calcul de
moyen volume et d'apparence assez friable. La première introduction du lithotriteur est un peu difficile ; le broiement s'exécute
sans peine. Fièvre légère à la suite de la 1re séance. Une 2^e
séance, très-courte, est suivie d'un frisson immédiat. Cependant
l'état général, quoique toujours menaçant, ne semble pas s'ag-
graver davantage. Les fragments sont bien éliminés, sans accidents. Enfin, après une 3e séance, apparition de phénomènes
inquiétants : anorexie, trémulation musculaire, crampes, œdème
de la verge, de la cuisse et de l'abdomen ; diarrhée colliquative,

eschares au sacrum, urine infecte, et mort, un mois après l'entrée du malade à l'hôpital.

On trouve à l'autopsie quelques fragments peu considérables. dans la vessie, qui paraît peu malade. Eschares au sacrum, et abcès métastatiques. — Néphrite chronique sans abcès. L'analyse des fragments démontre leur composition d'urate, carbonate et phosphate de chaux.

N° 11. Magnan, 70 ans. — Début apparent de l'affection calculeuse remontant à 5 ans environ. Un premier traitement par la lithotritie a été pratiqué à la maison de santé, vers cette époque; trois ans après, il y a subi un second traitement : dans ces deux fois, il a été soumis à environ 40 séances, sans accidents sérieux. — La lithotritie est effectuée, une troisième fois, à l'hôpital Necker, en 3 séances. — Calcul mou et mesurant environ 2 c. — Guérison sans accidents. Séjour à l'hôpital : 13 jours.

N° 12. Mahalin, 47 ans. — Vessie très-contractile. Calcul mineux, et enclavé derrière le col. Manœuvres d'exploration très-difficiles, à cause du spasme vésical. État général très-compromis. Une tentative de lithotritie, infructueuse, détermine quelques symptômes généraux assez alarmants de cystite et de néphrite. — Cependant cinq séances peuvent être pratiquées, et le malade s'en retourne en province, amélioré. — Un des fragments rendu par l'urèthre fut analysé et démontra que la pierre était constituée par de l'acide urique pur.

N° 13. Labègue, 26 ans. Taillé à l'âge de 7 ans. — Depuis, il a toujours ressenti de la douleur en urinant. Urines chargées, mucoso-purulentes, mictions fréquentes. Se répétant toutes les heures, depuis quelques semaines. Les épreintes vésicales sont telles que dans les efforts il y a prolapsus de la muqueuse rectale. Ce malade présente une apparence chétive. Il a eu quelques accès de fièvre, il a éprouvé des douleurs rénales. La pression sur la région vésicale détermine une certaine douleur. Au toucher rectal, on sent, au niveau de la prostate, une petite induration douloureuse correspondant à la cicatrice de la taille.

On constate dans la même région, la présence de plusieurs artérioles, assez développées, qui viennent battre sous le doigt. Le bas-fond vésical fait un peu saillie dans le rectum, et il semble qu'on y éprouve, en le palpant, la sensation d'un ballottement très-accusé. L'explorateur traverse assez facilement l'urèthre, en réveillant un peu de douleur au niveau du ligament de Carcassonne. Introduit dans la vessie, il y détermine des contractions assez violentes, et râcle sur un corps rugueux.

Après quelque temps de dilatation et de préparation du canal, on introduit un cathéter explorateur, qui démontre la présence d'un calcul volumineux et dur, caché assez profondément dans le bas-fond. Préparation de la vessie, qu'on habitue aux injections.

Après une quinzaine de jours, on introduit un lithotriteur n° 2.
qui ne réussit qu'à saisir un des angles de la pierre. Quatre jours
après, nouvelle tentative, également infructueuse; la pierre
n'est plus dans le bas-fond, mais s'est enclavée au-dessus du col.
Apparition de quelques accidents, qui sont heureusement com-
battus par un traitement convenable. Reprise des séances un
mois après. Le lithotriteur passe sous la pierre, parvient néanmoins à la saisir, et fait une prise de 34 m. m. On fait éclater le
calcul, et on ramène entre les mors des débris grisâtres, de
nature phosphatique. Mais alors survient une complication nouvelle : engagement de fragments dans l'urèthre, et accidents
sérieux. Après deux ou trois nouveaux broiements, la gravité des
symptômes oblige d'interrompre la lithotritie. Un mois après, le
malade ayant été relativement rétabli, on pratique la taille bila-
térale, et on extrait avec difficulté, au moyen des tenettes courbes,
les restes du calcul. Il mesurait 4 c. 1/2 en longueur, et 3 c. dans
les deux autres diamètres.

Guérison complète.

N° 14. Marnot, 43 ans. — Rétrécissement uréthral ancien et
très-serré. Rétention d'urine; douleurs rénales exagérées par la
pression. Troubles gastriques très-accusés, accès fréquents de
fièvre. Traitement du rétrécissement par la dilatation progressive.
Sorti amélioré de l'hôpital, il revient, avec de nouveaux troubles
urinaires, après quelques mois; et est soumis à une nouvelle
dilatation. On reconnaît alors une affection calculeuse. Opération
de la taille. Quelques mois après, il rentre à l'hôpital, et l'on
constate de nouveau les signes de l'affection calculeuse. Opération de la lithotritie; calcul mou, de volume moyen : 7 séances.
Guérison complète sans accidents. Durée du traitement : 3 mois.

N° 15. Rousse, 45 ans. — Lithotritié une première fois par
Lenoir. Rétentions fréquentes d'urine, qui l'obligent à faire usage
de la sonde. Il y a quelques années, il a voulu se sonder avec
une tige d'oignon. On constate l'existence d'un corps étranger
rugueux et à surface calcaire. Après quelques essais, rendus
assez difficiles à cause de la contractilité vésicale, on retire avec
le lithotriteur la tige d'oignon incrustée de sels phosphatiques.
Guérison sans complications. Durée du traitement : 3 semaines.

Années 1870-71.

N° 16 Collins, 64 ans. — Début apparent remontant à environ
4 années. Altération de l'économie; troubles gastriques, urine
épaisse et alcaline, vessie très-sensible, accès de fièvre fréquents.
Un premier essai de lithotritie est rendu infructueux par la contractilité vésicale. Deuxième séance, dans le sommeil chloroformique : prise d'une petite pierre, qu'on broie facilement. Amé-

lioration rapide de l'état général. Deux autres recherches, après anesthésie, restent infructueuses et démontrent la guérison complète. Durée du traitement : 2 mois.

N° 17. Cortet, 7 ans. — Fièvre lors de l'entrée à l'hôpital. Constatation d'un calcul de 7 m. m., situé derrière le col ; cette exploration donne lieu à un accès de fièvre. Lithotritie, dans le sommeil chloroformique. Broiement complet, en 3 séances. Guérison sans accidents. Durée du traitement : 6 semaines.

N° 18. Dubuisson, 69 ans. — Bon état général. Début apparent remontant à 5 ans environ. Calcul peu volumineux. mais probablement multiple ; vessie saignant facilement. Six séances, sans autres accidents que des hématuries un peu tenaces, mais sans gravité. Guérison complète. Durée du traitement : 2 mois.

N° 19. Petit, 40 ans. — Déjà lithotritié en 1868. Nouveau calcul de 1 c. environ, qu'on détruit en 3 séances, sans accidents. Durée du traitement : 6 semaines.

N° 20. Drouot, 60 ans. — Léger rétrécissement de l'urèthre, qu'on traite par la dilatation progressive. Calcul de 15 m. m. peu résistant. Broiement facile, en 3 séances. Coliques, diarrhée, fièvre, douleur rénale, pendant 5 ou 6 jours, à la suite de la 2e séance. Guérison complète, confirmée 5 ans après. Durée du traitement : 2 mois.

N° 21. Blot, 66 ans. — Rétention d'urine, qui l'oblige à se sonder toutes les 3 heures. Vessie grande, anfractueuse, encroûtée de sels calcaires. Urine trouble, de couleur chocolat, ammoniacale ; hématuries faciles. Calcul facilement enchatonné dans les loges vésicales, mesurant 12 millimètres, peu résistant. L'exploration fait saigner la vessie et détermine un léger malaise. Dès les premières séances, amélioration rapide et marquée de l'état local. Guérison complète en 4 séances. Durée du traitement : 1 mois.

N° 22. Hiron, 70 ans. — Il y a six semaines, rétention d'urine et phénomènes généraux très-graves, amendés par le cathétérisme. Urine ammoniacale, cystite, fièvre, hématurie, mictions fréquentes et douloureuses, muguet, lors de l'entrée à l'hôpital. Traitement de ces accidents par l'emploi de la sonde à demeure. Quelque temps après, l'exploration de la vessie fait découvrir un calcul assez volumineux, mais friable. Lithotritie en 3 séances. Guérison, sans autres accidents qu'une orchite passagère. Durée du traitement : 5 semaines.

N° 23. Pruvost, 72 ans. — Rétention d'urine depuis 4 ans, nécessitant le cathétérisme. Premier traitement par la lithotritie il y a 2 ans. Nouveaux symptômes de calcul depuis 2 mois. Souffrances très-vives dans les mouvements ; urine purulente.

Calcul de 14 millimètres ; broiement facile, en 2 séances. Amélioration marquée. Durée du traitement : 1 mois.

Année 1872.

N° 24. Bailleux, 52 ans. — A rendu, quelques jours avant son entrée, un calcul brun, très-dur. On constate dans la vessie la présence d'une pierre petite et très-sonore. Lithotritie avec anesthésie. 2 séances. Guérison complète. Durée du traitement : 1 mois.

N° 25. Bonnelle, 75 ans. — Troubles sérieux de la miction depuis 8 ans. Rétrécissement spasmodique de l'urèthre ; on prépare le canal par la dilatation progressive. Constatation d'une pierre volumineuse, qui donne par le toucher rectal la sensation du ballotement. Vessie assez tolérante. Le lithotriteur, introduit, ne peut saisir complétement le calcul, qui est gros, et qui se tient constamment à l'embouchure du col. Après cette tentative, pas d'accidents locaux ou généraux. Deux autres essais, également stériles, amènent de la fièvre et de la douleur vésicale ; les urines deviennent troubles et fétides : phénomènes généraux graves, délire, insomnie, troubles gastriques et mort. Un mois de séjour à l'hôpital.

L'autopsie démontre la présence d'un calcul dur, gros comme un œuf de poule. Vessie épaisse, à colonnes et à loges profondes, avec petits abcès interstitiels et ramollissement de la muqueuse. Le rein gauche présente de petits abcès. Atrophie très-avancée du rein droit.

N° 26. Brenot, 38 ans. — Gravelle urique ; hématuries assez fréquentes. Mictions douloureuses. Urine à peu près normale. Cathétérisme facile ; calcul de 15 millimètres. Vessie très-sensible, rendant les manœuvres assez pénibles. Une première séance est infructueuse ; une deuxième est plus heureuse. Guérison en 6 séances, sans autres accidents qu'un peu de cystite, facilement disparue. Durée du traitement : 2 mois 1/2.

N° 27. Goulut. 66 ans. — Assez bon état général à l'entrée du malade à l'hôpital. Début apparent de l'affection calculeuse remontant à 4 ans environ. Vessie tolérante, mictions fréquentes. Calcul de 26 millimètres, très-dur. Lithotritie, commencée avec le lithotriteur fenêtré ; élimination de débris d'oxalate et urate de chaux. Après la 2ᵉ séance, un fragment s'engage dans l'urèthre et le déchire. Apparition de quelques accidents généraux : fièvre assez intense, vomissements, mais pas de douleur rénale. Cependant une 3ᵉ séance est heureusement effectuée. Après la 4ᵉ, apparition d'un peu d'œdème de la verge. A la suite de la 5ᵉ, adénite inguinale suppurée. Deux autres séances achèvent néanmoins la guérison. Durée du traitement : 4 mois.

N° 28. Guilleminot, 66 ans. — Lithotritié une première fois par Civiale, il y a quinze ans, pour un calcul d'acide urique. Depuis 6 mois ne peut uriner sans la sonde. A eu une orchite il y a 4 mois. Canal libre, sauf un certain degré d'hypertrophie prostatique. Urine claire, mais avec dépôt muqueux assez abondant. Vessie très-contractile. Constatation de 2 calculs phosphatiques, l'un petit, de 12 millimètres, l'autre volumineux, mesurant 3 centimètres. On pratique, dans l'espace de 6 mois, 38 séances de lithotritie. Peu d'accidents, sauf un certain degré de cystite. Le malade sort de l'hôpital, guéri de son calcul.

N° 29. Luard, 35 ans. — Les premiers symptômes remontent à 10 ans. Rétrécissement. Mictions fréquentes et douloureuses. Le traitement du rétrécissement par la dilatation progressive amène de l'uréthrite. Uréthrotomie interne. Calcul de moyen volume, paraissant assez mou. A la première séance, broiement assez facile. Les suivantes rencontrent des fragments beaucoup plus durs. L'état du canal, encore douloureux, et irrité par l'engagement d'un débris, nécessite l'emploi de l'anesthésie pour quelques-unes des séances. Guérison complète, après une légère cystite, en 10 séances. Durée du traitement : 5 mois.

N° 30. Vallot, 68 ans. — Graveleux. Incontinence d'urine par regorgement. Méat étroit et douloureux, dont on pratique l'uréthrotomie. Calculs multiples, de volume assez peu considérable, et de nature phosphatique. La 1re séance est exécutée après anesthésie : broiement facile. A la suite de 4 séances, le malade présente quelques symptômes généraux d'ailleurs peu graves, et veut absolument retourner dans son pays. Il y passe quelques mois, reprend des forces, et revient à l'hôpital pour y achever son traitement. L'exploration fait découvrir un petit fragment de 6 millimètres, qui est écrasé; et la guérison est complète et définitive. Durée du traitement : 1 mois.

N° 31. Voinot, 75 ans. — Rétention passagère d'urine depuis 20 ans. Depuis 1870, il ne peut plus pisser sans la sonde. Pas de douleurs rénales ; mais teinte demi-cachectique, urine fétide, vessie irritable. Calcul volumineux, paraissant d'une consistance assez molle. Dans une première séance, il ne peut être saisi complétement. Dans une deuxième, l'instrument n'enlève que l'écorce de la pierre. Engagement de fragments dans le canal. Aggravation des phénomènes généraux : urticaire, diarrhée, cachexie. Mort environ 8 mois après la dernière tentative. 9 mois de séjour à l'hôpital.

N° 32. Blot, 68 ans. — Déjà opéré il y a plus d'un an. Il revient à l'hôpital pour quelques troubles urinaires. Broiement de quelques concrétions phosphatiques. Lavages de la vessie. 2 séances Sort en bon état, au bout de 6 jours.

N° 33. Blondel, 60 ans. — Pierre volumineuse, composée d'urate, assez dure. Etat général médiocre ; affaiblissement sénile. Vessie irritable, prostate peu volumineuse, urèthre bien perméable. On pratique heureusement 6 séances de lithotritie. Mais engagement de fragments au col. Accidents généraux graves. Ces engagements se rencuvellent et retardent indéfiniment les séances. On se décide à finir d'un seul coup par la taille, Mort. — L'autopsie démontre deux reins atrophiés, l'un contenant un abcès en voie de formation, et de la cystite chronique, sans altération profonde de la vessie.

Année 1873.

N° 34. Chaykowski, 69 ans. — Vide mal sa vessie. Urine ammoniacale. Calculs multiples, de rétention, de petit volume (15 m. m. au plus). Lithotritie : 8 séances. Guérison complète, sans autre accident qu'un engagement de fragment dans le canal, suivi d'une fièvre passagère. Guérison confirmée 3 ans après. Durée du traitement : 2 mois 1/2.

N° 35. Diéterlé, 54 ans. — Vide mal sa vessie. Hypertrophie prostatique considérable. Calcul petit et peu dur. Lithotritie en 2 séances. Guérison complète de l'affection calculeuse, confirmée un an après. Durée du traitement : 10 jours.

N° 36. Freven, 45 ans. — A rendu un calcul à l'âge de 3 ans. Mictions douloureuses, fréquentes et difficiles depuis 2 ans. Vessie large et un peu anfractueuse. Calcul de 1 c., assez dur (oxalate). Guérison par 2 séances de lithotritie, sans accidents. Durée du traitement : 10 jours.

N° 37. Heines, 74 ans. — Calcul moyen, assez dur. Prostate volumineuse, vessie assez tolérante, mais urèthre rebelle. Cinq jours après la première séance, phlegmon de la fesse droite. Après la cinquième, un fragment s'engage dans l'urèthre et est retiré avec la curette de Leroy d'Etiolles.

Guérison complète, sans autre accident, en 7 séances. Durée du séjour à l'hôpital : 5 mois.

N° 38. Laleuf, 42 ans.—Mauvais état général. Troubles sérieux de la miction. Pus dans les urines. Canal étroit, nécessitant une préparation. Vessie à colonnes, prostate normale. Calcul de 3 c., mou, phosphatique. Guérison complète (1) en 3 séances, assez faciles. A la suite de la 2ᵉ, orchite légère. Durée du traitement : 1 mois 1/2.

____

(1) Cette guérison est confirmée 4 ans après.

N° 39. Millien, 26 ans. Coliques néphrétiques depuis 6 ans. Expulsion de nombreux graviers, très-durs, à différentes époques. Calcul de cystine pure, assez petit. Guérison en une seule séance, après deux premières restées infructueuses. (Malade très-nerveux et exceptionnellement impressionnable.)

N° 40. Neveux, 67 ans. — Affaiblissement sénile assez prononcé. Calcul assez dur, gros comme une noisette. Lithotritie en 4 séances : guérison complète. Durée du traitement : 5 semaines.

N° 41. Prévost, 48 ans.—Mictions douloureuses et fréquentes, hématuries passagères, depuis 1 an. Canal libre ; vessie très-irritable, prostate normale. Calcul dans le bas-fond ; assez dur, mesurant env. 25 m. m. La première séance de lithotritie est assez difficile, à cause de la position du calcul ; il est broyé néanmoins. Engagement d'un fragment dans l'urèthre ; il n'est retiré qu'à la suite de manœuvres pénibles, qui fatiguent le malade. Il demande à aller se reposer à la campagne. Il revient une quinzaine de jours après ; on reprend le traitement. Guérison complète en 3 nouvelles séances, sans accidents. Durée du traitement : 2 mois.

N° 42. Sougnac, 28 ans. — Calcul de 15 m. m., phosphatique. Organes urinaires assez sains ; prostate légèrement bosselée. Orchites légères à la suite des simples explorations. Lithotritie et guérison en une seule séance. Durée du traitement : 1 mois.

N° 43. Millardet, 59 ans. — Pierre de moyen volume, assez friable. On pratique avec succès une première séance, sans accidents. Le malade refuse ensuite de laisser continuer l'opération, et part sur sa demande.

Année 1874.

N° 44. Bricout, 66 ans. — Coliques néphritiques depuis 1861. Depuis la même époque, mictions fréquentes et douloureuses. Urine légèrement alcaline ; le malade a eu une hématurie très-abondante. Préparation du canal, un peu étroit, avec les cathéters Benique. L'exploration fait reconnaître un canal phosphatique de 3 centimètres. Après 6 séances de lithotritie, sans accidents, l'état général s'améliore, les envies d'uriner diminuent de fréquence ; les urines redeviennent claires et acides. Deux dernières séances étant restées infructueuses, le malade s'en va, comme guéri.

Cinq mois après, il revient à l'hôpital, et on constate, dans le bas-fond vésical, un petit calcul, qui est facilement broyé.

Après cinq nouveaux mois, nouveaux symptômes. L'exploration fait constater deux petits calculs, de 15 millimètres environ, chacun. Ils sont facilement détruits, en 4 séances.

Après quelques mois, le malade revient à l'hôpital. On trouve la paroi postérieure de la vessie encroûtée de dépôts sur une petite étendue. On pratique 5 nouvelles séances, avec apparence de succès complet (voir 1876, n° 73).

N° 46. Génissier, 59 ans. — Calcul dur, de moyen volume, Urines alcalines, cystite assez intense. Rétrécissement de l'urèthre et hypertrophie prostatique. Après quelques semaines de préparation, lithotritie et guérison, en 9 séances, sans accidents. Durée du traitement : 3 mois.

N° 46. Gobley, 60 ans. — A déjà été lithotritié une première fois par Dolbeau ; mais a voulu quitter l'hôpital après la deuxième séance, incomplétement guéri. On constate, à son entrée à l'hôpital Necker, un mois après, l'existence d'une pierre volumineuse, de 4 centimètres, peu résistante. Etat général assez satisfaisant. Canal un peu rétréci, qu'on dilate progressivement. Cinq séances de lithotritie ; les urines redeviennent normales, mictions faciles. Guérison. Durée du traitement : 2 mois.

N° 47. Gombert, 47 ans. — Bon état général. Peu d'altérations fonctionnelles. Seulement douleurs dans les mouvements, etc. Jamais d'hématurie. Calcul assez gros, mais friable. Guérison complète en 11 séances bien remplies, sans accidents. Durée du traitement : 2 mois.

N° 48. Paquin, 51 ans. — Rend des graviers, coliques néphritiques depuis 7 ans. Calcul de 15 millimètres d'une dureté moyenne. Guérison complète en 2 séances. Durée du traitement : 1 mois.

Année 1875.

N° 49. Arnoult, 51 ans. — Troubles sérieux de la miction. Rétrécissement spasmodique de l'urèthre. Calculs multiples et volumineux. Quelques-uns sont très-durs. Guérison complète en 18 séances, dont quelques-unes très-pénibles, sans accidents sérieux. Durée du traitement : 4 mois.

N° 50. Gautier, 58 ans. — Etat général grave, œdème des membres inférieurs. Pierre de 4 centimètres, assez dure, enclavée au-dessus du col. Prostate hypertrophiée. Broiement du calcul dans une première séance. On écrase quelques fragments dans une deuxième. L'imminence des accidents terminaux, la nécessité d'aller le plus vite possible, fait abandonner la lithotritie, qui serait trop longue. On pratique la taille. Mort.

Nº 51. Rousselle, 65 ans. — Calcul assez volumineux, 3 centimètres 1/2 ; d'une consistance moyenne. 18 séances de lithotritie. Mort subite, d'hémorrhagie cérébrale. A l'autopsie, on trouve la vessie et les reins absolument sains. Il restait un petit fragment.

Nº 52. Buls, 76 ans. — Calcul de 3 centimètres, phosphatique. Vessie assez distendue ; hypertrophie prostatique considérable. Urèthre un peu étroit ; urines chargées, alcalines. Assez bon état général. On pratique les premières séances sans accidents. L'évacuation spontanée de la vessie étant défectueuse, on pratique après la séance, des lavages avec la sonde de Civiale. Un mois après, la guérison est achevée, en 2 nouvelles séances. Durée du séjour à l'hôpital : 2 mois 1/2.

Nº 53. Carle, 57 ans. — Pierre de 4 centimètres, assez friable. On pratique 4 premières séances ; puis 1 mois après, une dernière séance complète la guérison.

Nº 54. Darbout, 64 ans. — Bon état général, malgré rétention d'urine qui l'obligent à se servir de la sonde. Un fragment de sonde en gomme élastique, de 10 centimètres environ, reste dans la vessie. Il entre à l'hôpital, où 5 séances, à l'aide du lithotriteur, ramènent par morceaux le corps étranger. Il paraît complétement débarrassé et quitte le service.

Un an après, il revient, avec un catarrhe vésical assez intense, On trouve un débris de sonde, encroûté de sels calcaires. Il en est débarrassé en 4 séances.

Trois mois plus tard, les mêmes symptômes reparaissent, et l'on trouve un calcul véritable, de moyen volume, et assez friable, que l'on détruit en 6 séances.

Nº 55. Duval, 69 ans. — Pierre molle et de moyen volume. Vessie un peu contractile. Urèthre épais et difficilement perméable. Prostate grosse. Etat général assez bon. Guérison, en 3 séances, (voir nº 65). Durée du traitement : 1 mois.

Messant, 61 ans. — Coliques néphrétiques depuis 20 ans. N'a jamais rendu de graviers. Troubles sérieux de la miction, épreintes vésicales. Depuis un an, il ne peut plus sortir ; hématuries dans ces derniers mois, amaigrissement, teint jaunâtre. Cependant fonctions digestives encore bonnes. Calcul de 3 c., assez friable. Après préparation du canal, assez résistant, lithotritie en 5 séances. Guérison complète. Durée du traitement : 1 mois.

Nº 56. Rio, 34 ans. — Coliques néphrétiques. A rendu un gravier il y a 3 semaines. Méat étroit ; on y pratique l'uréthrotomie. Pierre volumineuse ; le litrotriteur nº 1 ne peut la saisir. Une 2ᵉ séance est exécutée avec le lithotriteur nº 2 : broiement de la pierre, qui est dure et de couleur fauve. Le malade se lève et sort le lendemain, et paye cette imprudence d'un violent accès de fièvre. — Guérison complète, sans autres accidents, en 7 séances. Durée du traitement : 2 mois.

N° 57. Sharble, 58 ans. — Calcul gros comme une noisette, friable. Guérison en 3 séances. — Durée du traitement : 3 semaines.

N° 58. Raisin 32 ans. — Concrétions calculeuses, tapissant le trigone et la portion prostatique de l'urèthre. L'une d'elles, engagée dans le canal, est refoulée et broyée. On pratique en 2 mois de temps, 5 séances, assez pénibles à cause de la dureté de ces pierres. Un an après, ce malade revient à l'hôpital, et l'on constate, à l'entrée même du col, la présence d'une pierre dure et fixe, située de telle façon que le bec de la sonde pouvait seul passer. Les injections sont employées en vain pour modifier cette position. On se décide à pratiquer la taille : guérison.

Année 1876.

N° 59. Barré, 67 ans. — Coliques néphrétiques depuis 10 ans. de plus en plus fréquentes. Il y a 6 semaines, nouvel accès avec rétention d'urine. La miction est souvent arrêtée subitement quand il est debout, elle est difficile quand il est couché sur le côté gauche ; facile sur le côté droit. Hypertrophie du lobe droit de la prostate. Calcul petit et dur, d'oxalate de chaux (6 m. m. env.) — Guérison en une seule séance, après une orchite gauche légère. Durée du séjour à l'hôpital : 3 semaines.

N° 60. Barthélémy, 75 ans. — Depuis 15 mois, miction douloureuse, affaiblissement général, évacuation incomplète de la vessie. L'exploration démontre l'existence d'un calcul de moyenne dimension, paraissant assez friable. Une 1re séance est pratiquée, sans accidents ; une 2e séance, faite deux jours après, est suivie de l'apparition de douleurs dans la région rénale droite, avec fièvre légère et hoquet. 3e et dernière séance 6 jours après, suivie de quelques accidents généraux, fièvres, troubles gastriques, polyurie. Après quelques jours, le malade veut absolument quitter l'hôpital sans attendre la confirmation de la guérison. On l'a revu depuis, et actuellement encore la guérison s'est maintenue. Durée du traitement : 1 mois.

N° 61. Bergerat, 54 ans. — Troubles de la miction depuis un an et demi ; hématuries passagères ; urines assez claire dans les intervalles. Pas de coliques néphrétiques. Voies urinaires en assez bon état. Deux calculs, de 1 c. 1⁄2 chacun env., assez durs en apparence. Incision du méat un peu étroit. Guérison complète,

en 3 séances, sans autre accident qu'une fièvre légère due à ce
que le malade à la suite d'une des séances, s'est levé trop tôt.
Durée du traitement: 3 semaines.

N° 62. Billiard, 54 ans. — Vessie profonde; calcul petit et dur.
Cystite assez intense, que l'on calme par un traitement préliminaire. Guérison complète en 3 séances, sans accident. Durée du
traitement: 3 semaines.

N° 63. Cropp, 37 ans. — Coliques néphrétiques, depuis 7 ans.
A rendu plus de 60 graviers. Calcul engagé dans l'urèthre, en
arrière de la région membraneuse, on le refoule dans la vessie.
On trouve dans cette cavité plusieurs pierres, dont une assez
volumineuse. Elles paraissent toutes assez molles. Gérison complète, sans accidents, en 3 séances bien remplies. Durée du traitement: 8 jours.

N° 64. Delmas, 73 ans. — Troubles de la miction depuis 15 ans,
elle est devenue plus particulièrement douloureuse dans les
3 dernières semaines. A l'entrée du malade à l'hôpital, état gas-
trique assez accusé, affaiblissement, fièvre légère. Prostate volumineuse. Pierre dure de 4 c. — Guérison complète, en 9 séances, toutes bien remplies, sans aucun accident. Quelques-unes
de ces séances durèrent 4 minutes. Durée du traitement : 2 mois.

N° 65. Duval, 70 ans. — Déjà lithotritié en 1875. Rétention
d'urine; prostate énorme. Traitement par les cathétérismes ré-
pétés. On découvre la présence de quelques dépôts phosphatiques. Lithotritie en 4 séances. Amélioration rapide des troubles
urinaires. Durée du traitement : 1 mois.

N° 66. Drouard, 64 ans. — Coliques néphrétiques depuis 6 ans.
Gravelle urinaire depuis longtemps. Mictions douloureuses et
extrêmement fréquentes, et souvent arrêt brusque du jet, surtout lorsqu'il urine à genoux. Hématuries. Fièvre facile. En 1875,
il entra à la Maison de santé, où M. Demarquay fit 5 tentatives
infructueuses de lithotritie. A son entrée à l'hôpital Necker, il
présente un grand affaiblissement, avec teinte jaunâtre des téguments, douleurs rénales, urines mucoso-purulentes. Le canal
est libre, quoique un peu dur dans la profondeur. La prostate
paraît hypertrophiée, surtout par ses lobes latéraux, mais fait
peu de saillie dans l'urèthre. On trouve une pierre dure, mesurant 4 c., enclavée au-dessus du col, de telle façon que le cathéter passe dessous. On prépare la vessie par des injections destinées à modifier les urines et à favoriser le déplacement de la
pierre. Le gros lithotriteur ne peut passer, à cause de la dureté
du canal. A la suite de deux tentatives ainsi infructueuses, on

(1) Guérison maintenue un an après,

pénètre enfin, dans une troisième séance, avec le lithotriteur fenêtré, et on fait une prise de 38 mm. La pierre glisse et est seulement écornée à sa surface plus molle. Une quatrième séance ne donne lieu qu'à des prises insignifiantes ayant pour résultat de broyer les débris obtenus à la séance précédente. Mais le gros de la pierre reste inattaqué. Ces différentes tentatives amènent quelques phénomènes généraux assez inquiétants, qui font renoncer à la lithotritie. On propose alors la taille, que le malade accepte. Mais il demande à passer d'abord quelques jours chez lui, pour se reposer. Il quitte ainsi l'hôpital, et ne donne plus de ses nouvelles. D'ailleurs, l'aggravation de son état général avait disparu, lors de son départ, et il se trouvait à peu près dans les mêmes conditions qu'à son entrée, avec des reins malades, un organisme délabré, mais sans menaces immédiates. Séjour à l'hôpital : 15 jours.

N° 67. Jussier, 69 ans. — Etat local et général satisfaisant. Urines claires. Hématuries peu fréquentes et passagères. Canal libre, prostate grosse et longue. Pierre volumineuse et dure : la sonde exploratrice passe dessous, à cause de son enclavement au-dessus du col. La 1re séance est assez pénible ; le calcul n'est saisi qu'avec de grandes difficultés ; cependant on arrive à le broyer, et la guérison complète, sans autres accidents qu'une fièvre légère, est obtenue en 12 séances. Durée du traitement : 2 mois.

N° 68. Gorrieri, 24 ans. — Coliques néphrétiques depuis quelques mois. Calcul en arrière de la région membraneuse, empêchant l'introduction de l'explorateur. Une bougie fine est passée néanmoins, et laissée à demeure. Le calcul retombe dans la vessie. Il est petit et dur. Broiement en une séance. Guérison complète, confirmée plusieurs mois après. Durée du traitement : 15 jours.

N° 69. Mignière, 57 ans. — Coliques néphrétiques. Depuis 3 ans, il rend souvent des graviers et du sable. Troubles urinaires. Rétrécissement spasmodique de l'urèthre ; vessie très-susceptible. Calcul petit, de 1 c., et dur. Guérison en 2 séances, après préparation de l'urèthre et de la vessie. Durée du traitement : 15 jours.

N° 70. Raltier, 59 ans. — Troubles urinaires de moyenne intensité (cystite, hématuries, urines sales et contenant du pus). Vessie profonde. Calcul de 3 c., dur. Guérison complète en 8 séances. Une des séances, un peu trop prolongée, avait exaspéré la cystite ; mais un traitement approprié combattit heureusement cette complication. Durée du traitement : 1 mois 1/2.

N° 71. Rey, 34 ans. — Coliques néphrétiques dans ces derniers mois. Hématuries fréquentes, mictions douloureuses. Urèthre et vessie irritables. Calcul assez friable, gros comme une amande. Broiement et destruction en 3 séances, avec le lithotriteur n° 1 1/2. Guérison. Durée du traitement : 15 jours.

N° 72. Tuaillon, 60 ans. — Troubles urinaires assez intenses depuis 6 mois. Quelques jours de traitement préliminaire améliorent assez sensiblement cet état local. Vessie profonde et susceptible. Prostate assez volumineuse. Calcul de 3 c. Préparation de l'urèthre, qu'on habitue progressivement au passage des sondes. Lithotritie en 7 séances, sans injection préalable. Guérison complète; orchite gauche, fièvre légère et accès de dyspnée, au commencement du traitement. Durée du traitement : 2 mois 1/2.

N° 73. Bricout, 68 ans.—Déjà opéré à 4 reprises en 1874 et 1875. Il revient une 5e fois, et on trouve la vessie encroûtée de dépôts calcaires. Malgré un certain degré de cystite, lithotritie, destruction des masses phosphatiques, en 5 séances. Le malade quitte l'hôpital dans un état d'amélioration sensible.

www.ingramcontent.com/pod-product-compliance
Ingram Content Group UK Ltd.
Pitfield, Milton Keynes, MK11 3LW, UK
UKHW021935070726
13614UKWH00001B/448